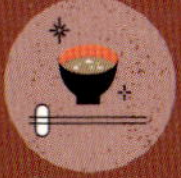

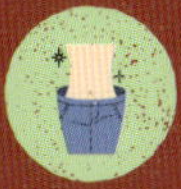

食べるだけで
みるみるやせる

魔法の ダイエットみそ汁

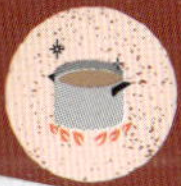

監修：江部康二
料理：岩崎啓子

日本文芸社

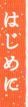

はじめに

具だくさんでお腹いっぱい！
大満足のみそ汁で
きれいに即やせる

太るから食べたくない、
食べてないのにやせない
とにかく空腹との戦い…など
ダイエットにチャレンジする人の
悩みはつきないもの。

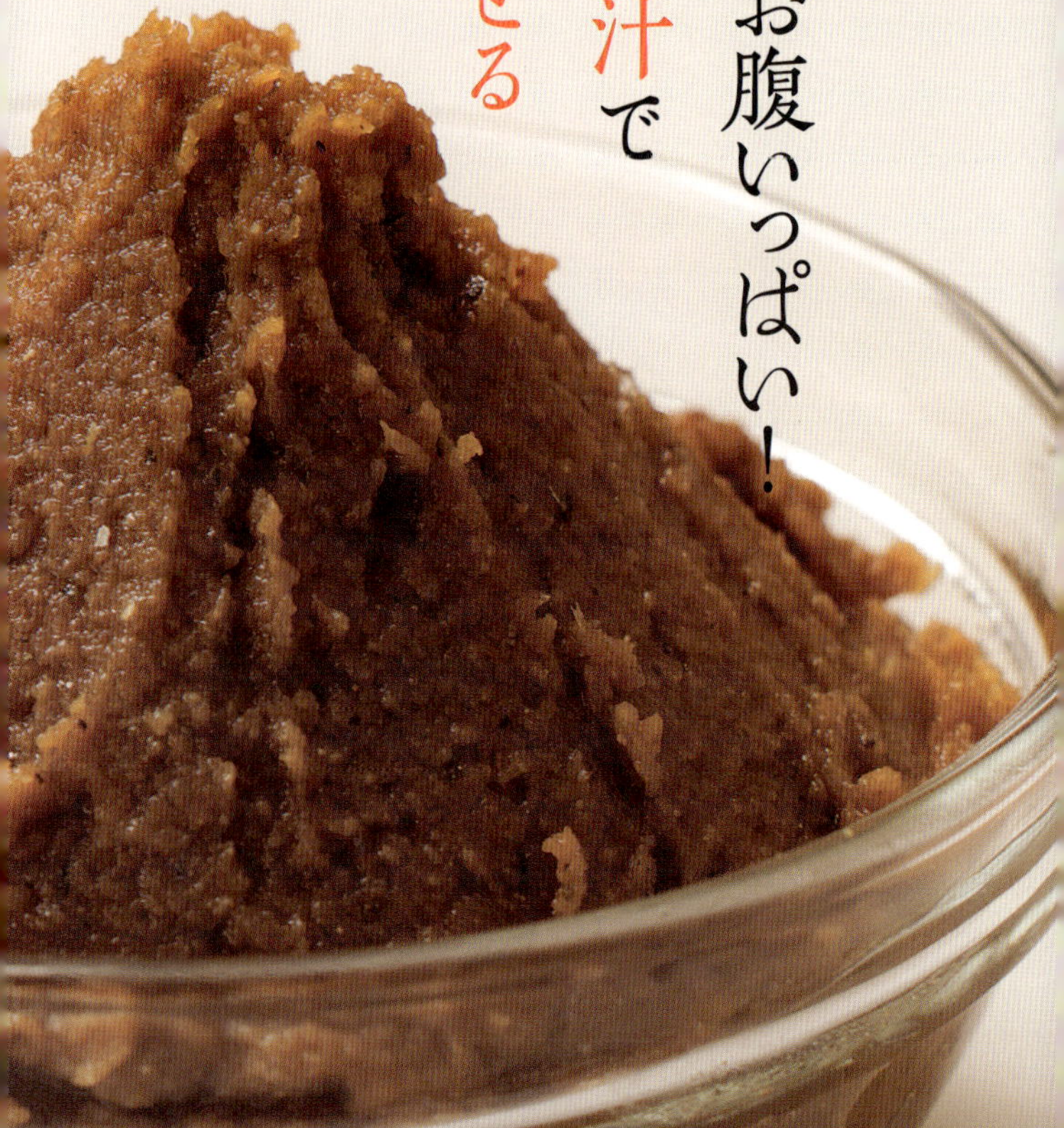

本書では、忙しいけれど
きれいにやせたい方のために
糖質オフにもとづいて
1日1食、晩ご飯をみそ汁に変えるだけという
ラクなのに即効性が高い
ダイエット法をご紹介します。

減量効果はもちろん、
美容、アンチエイジング、免疫力アップなど
さまざまな健康効果が
得られるのも嬉しいところ。

毎日の生活に手軽に取り入れられて、
楽しみながら続けられる
魔法のみそ汁生活をはじめてみましょう。

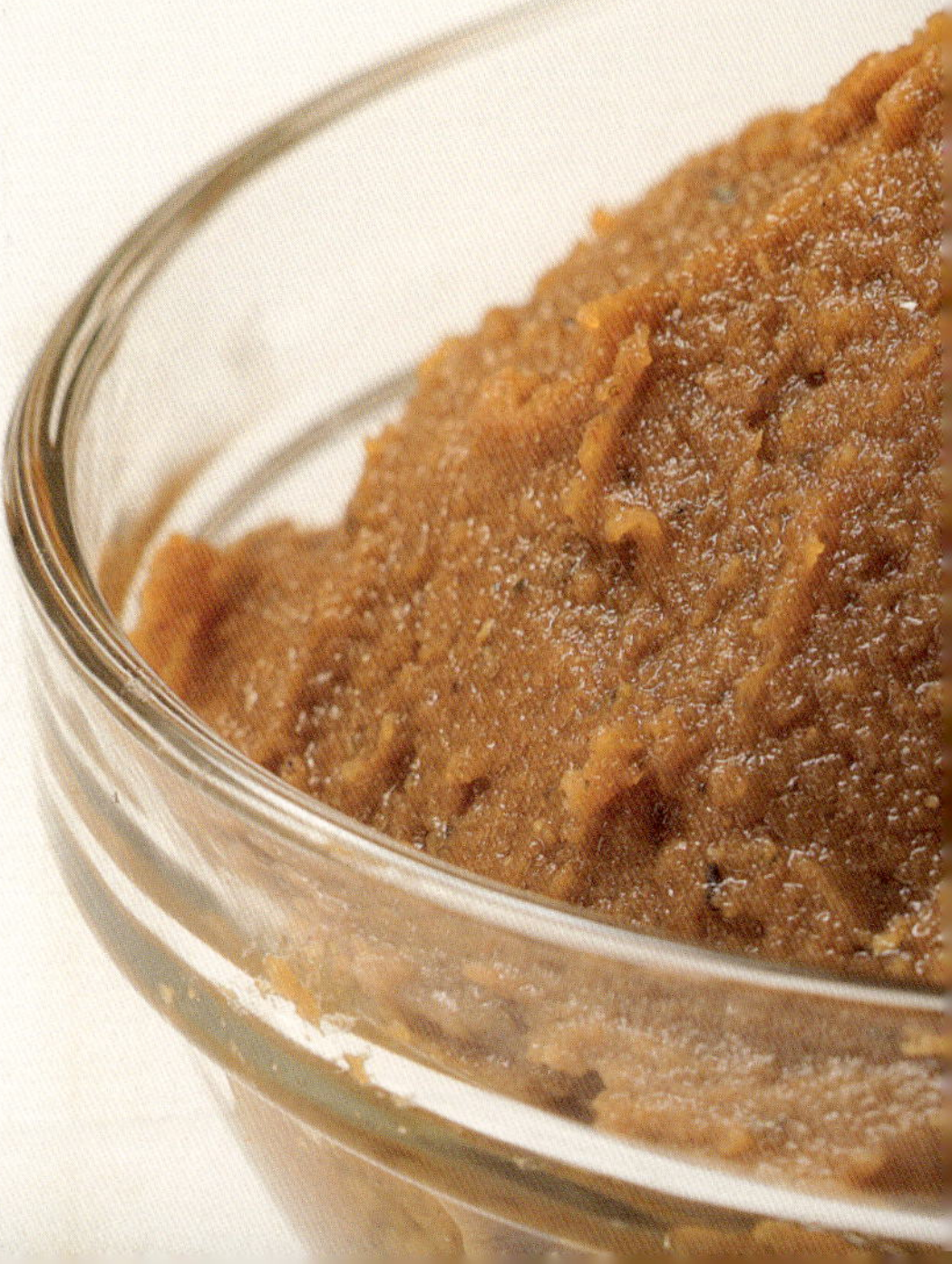

目次

part 1

魔法のみそ汁の秘密

part 2

食べるだけでやせるメカニズム

part 3

魔法のみそ汁の作り方&最強の食べ方

part 4 この悩みに効く！ 効能別みそ汁レシピ30

part 5

あわせて食べたい究極のサラダ

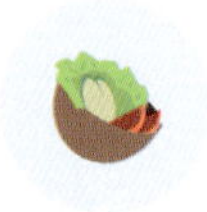

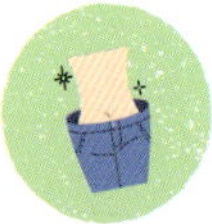

糖質制限食における注意事項

・診断基準を満たす膵炎がある場合、肝硬変の場合、そして長鎖脂肪酸代謝異常症・尿素サイクル異常症は、糖質制限食は適応となりませんので注意ください。

・慢性腎臓病も、原則として適応となりません。

・糖尿病腎症は、医師と相談の必要があります。

・糖質制限食により食後高血糖が改善します。糖尿病での内服やインスリン注射をしている方は低血糖の心配がありますので、事前に必ず医師と相談してください。

・機能性低血糖症、炭水化物依存症レベルが重症の場合、糖新生能力が低下していることがあり、まれに低血糖症になる場合がありますので、ご注意ください。

part 1

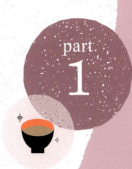

魔法のみそ汁の秘密

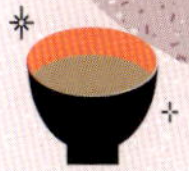

和食ではおなじみの、ほっとする日本の味。
みんなが大好きなみそ汁で、ラクにきれいにやせるダイエット法を考案しました。
まずは魔法のみそ汁の秘密を見ていきましょう。

これ一杯でOK!
魔法のみそ汁の秘密

1日1食
食べるだけでやせる

1日1食、晩ごはんに必ずみそ汁を飲むのがルール。本書で紹介するやり方で早い人なら2、3日で効果があらわれます。

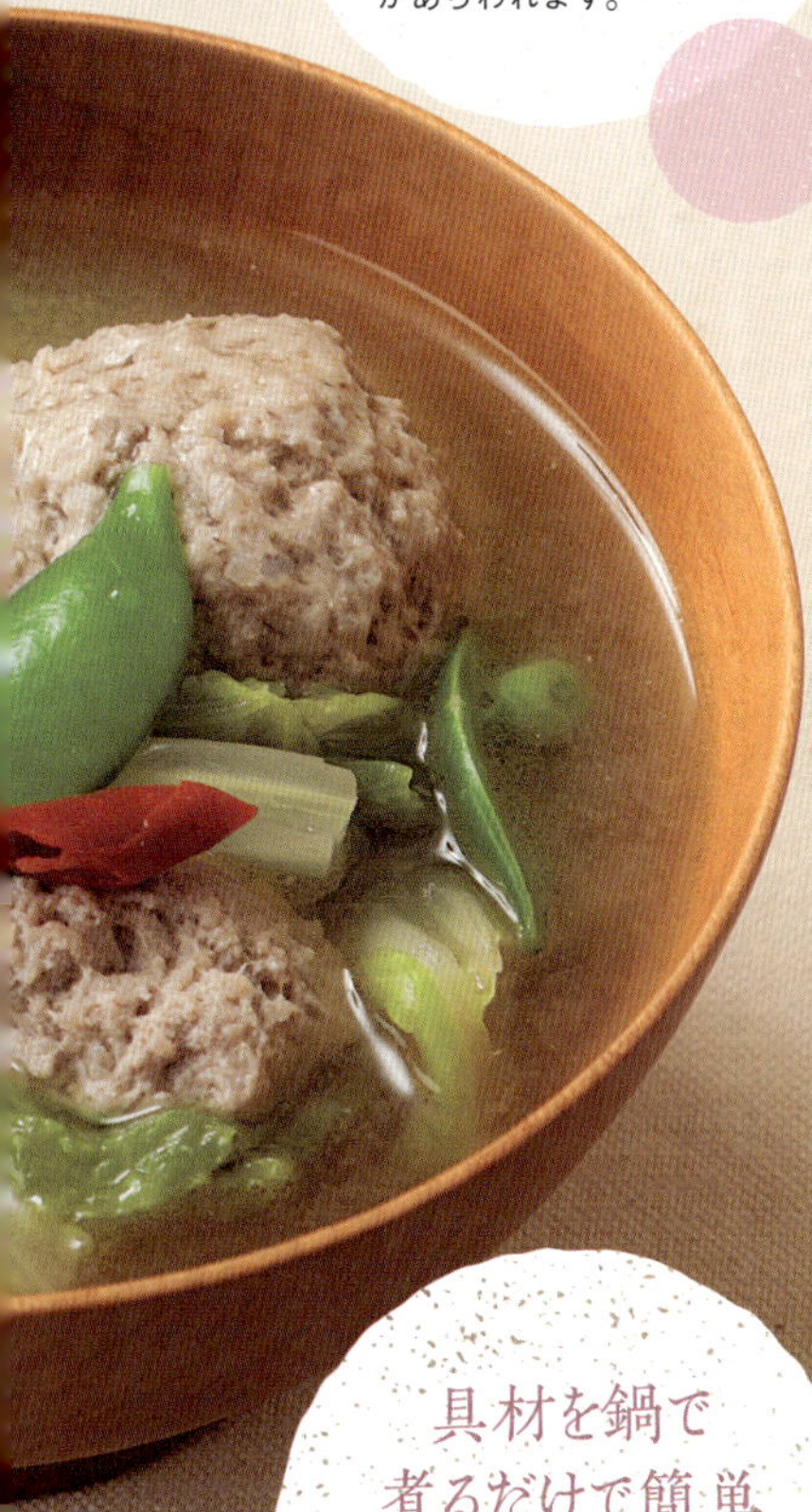

具材を鍋で
煮るだけで簡単

切った具材を鍋に入れるだけなので余計な手間は一切なし。帰宅後5～10分で完成します。

脂肪が燃える体質になる

肥満ホルモンインスリンの過剰分泌を防ぎ、ため込んだ脂肪がメラメラ燃える体質へと改善できます。

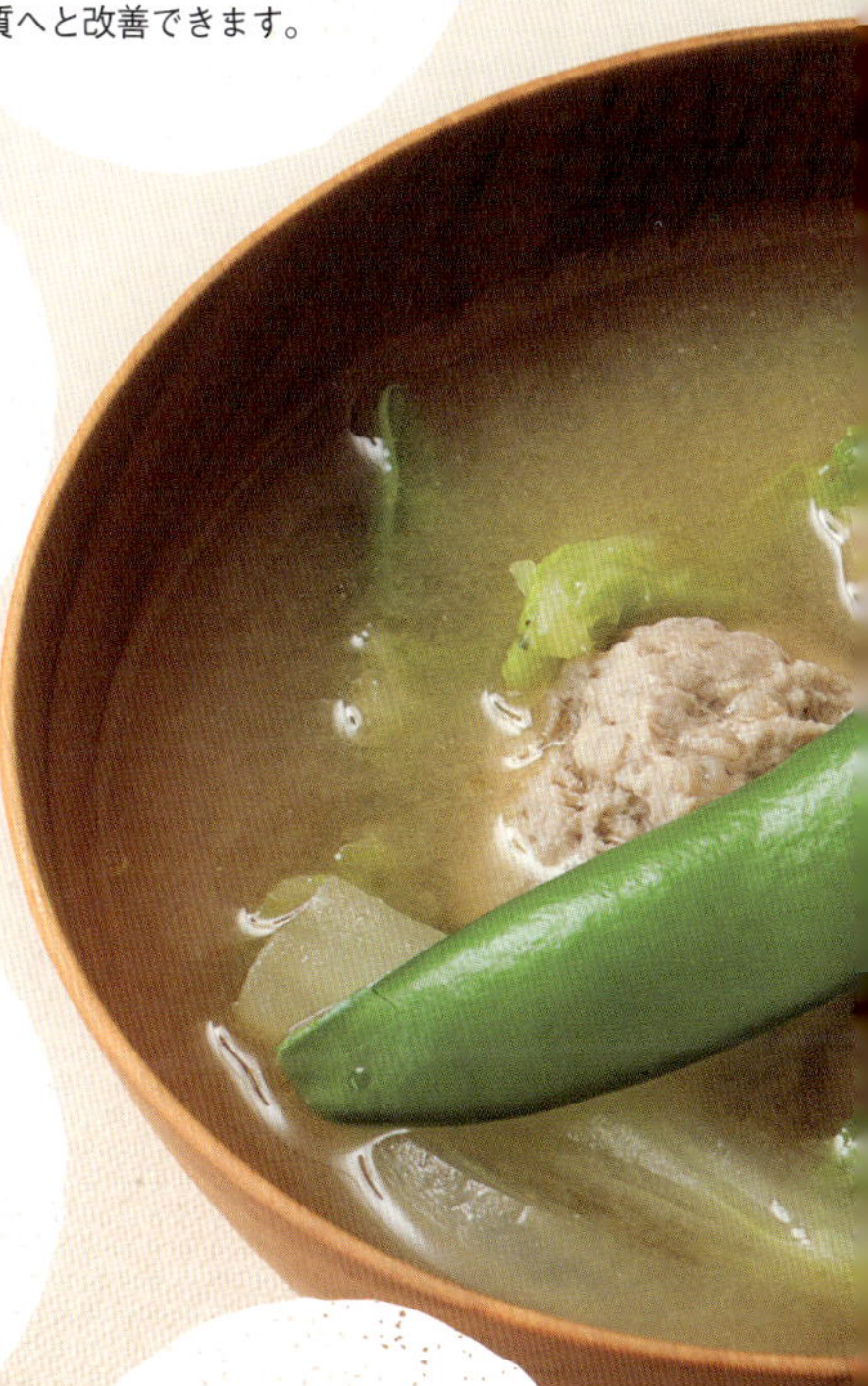

健康美容成分がたっぷり

魔法のみそには健康美容成分がたっぷり。糖質オフとの相乗効果で、美肌や美髪、アンチエイジング効果を実感できます。

とにかくボリューム満点

肉や魚介をふんだんに使ったみそ汁は、旨みたっぷりで食べ応えのある、まさにメインディッシュのおいしさです。

重大な病を予防する

肥満だけでなく糖尿病、動脈硬化、脳梗塞、脳出血、心筋梗塞、高血圧、ガン、アルツハイマー病の予防にも効果大。

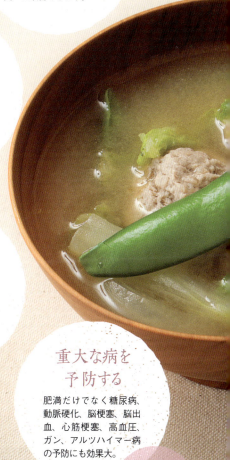

魔法のみそ汁の
ここがすごい
1

魔法のみそ汁だけでも満腹になる

みそ汁といえば野菜や豆腐、海藻などが主な具の、あっさりとした低カロリーの汁もの。さすがに夕食がそれだけでは物足りないし、栄養面でも心もとない気がします。

　魔法のみそ汁ダイエットで控えるのは糖質だけ。カロリーは心配しなくてよいので、レシピには食べ応えのある肉やジューシーな肉団子、鯛の刺身、牡蠣、エビ、モッツアレラチーズなど、みそ汁の具としてはぜいたくでちょっと異色の食材がゴロゴロ入っています。魔法のみそは、挽きたての2種類のだしとごま、さらにオリーブオイルがたっぷりなので、どんな食材でもその魅力を引き出せるほか、1食で驚くほど満腹になります。

　それぞれの具からは旨みがどっと出て、思わず「みそ汁ってこんなにおいしかったの?」と叫びたくなるほど。カロリーを気にせず、いろいろな食材を組み合わせられるから、良質なたんぱく質やビタミン、ミネラルも十分。魔法のみそにも健康と美容に効果のある成分が豊富です。

《 これ1杯で大満足のごちそうみそ汁 》

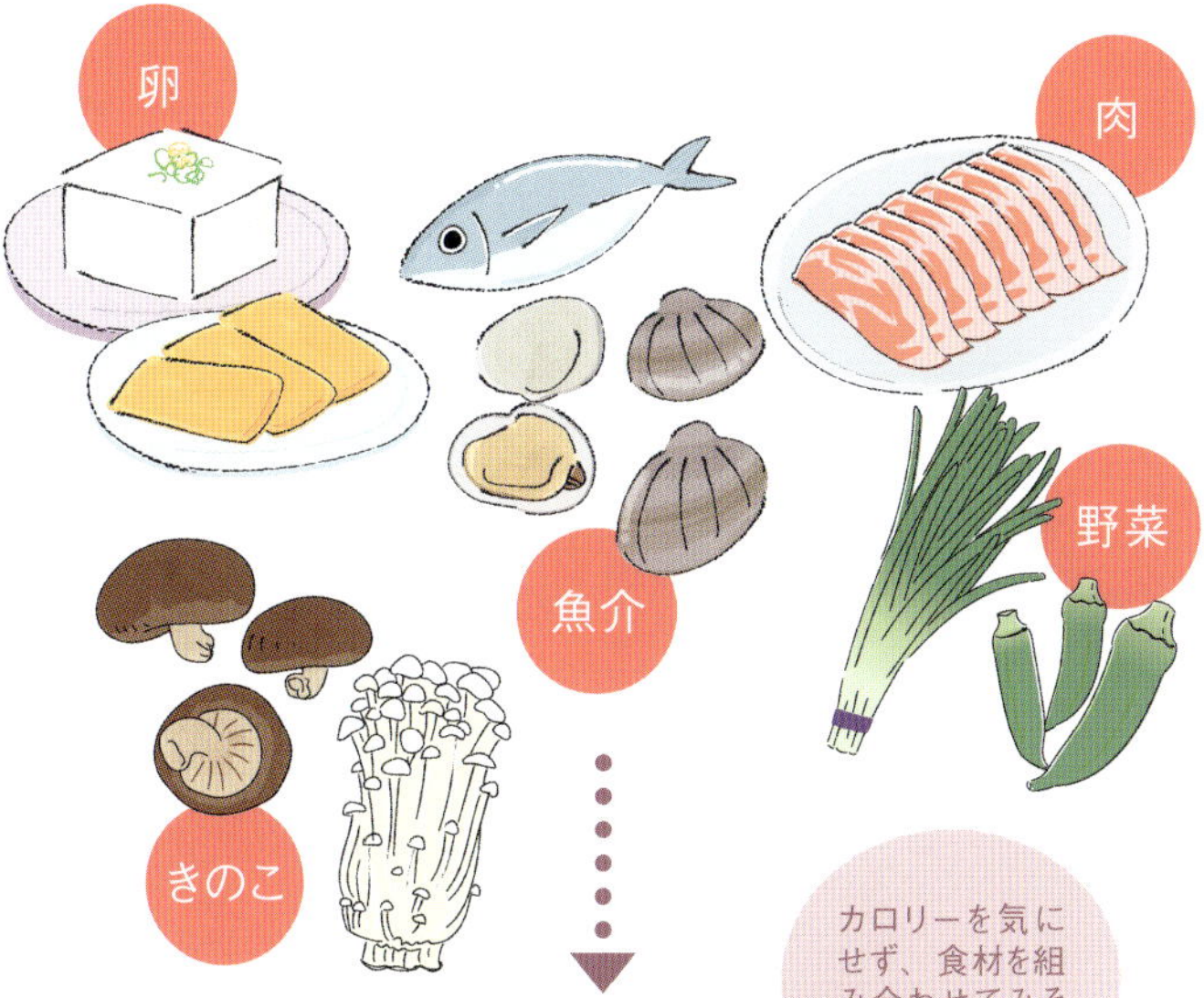

カロリーを気にせず、食材を組み合わせてみそ汁が作れる!

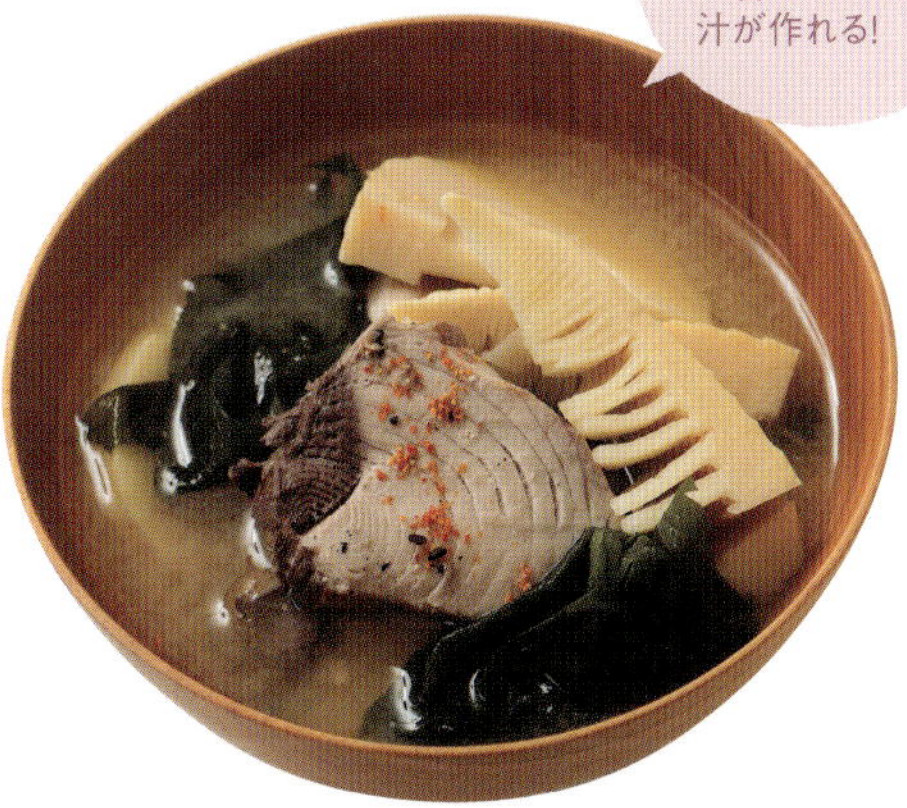

魔法のみそ汁の
ここがすごい

2

1日1回食べるだけできれいにやせる

魔法のみそ汁なら、夕食の糖質を20g以内に抑えながら、良質なたんぱく質と脂質はしっかりとれます。この2つが、食べるだけで誰でもラクラクやせられる最重要ポイントです。

糖質が多いものといえば、ご飯やパン、麺類などの主食や、いも類などの炭水化物と、甘いお菓子、飲み物、果物など。これらを控えて、肥満ホルモンインスリンの過剰分泌を防ぐことが大切です。でも、糖質をオフする代わりに、筋肉や内臓、髪、爪のもとになるたんぱく質や、脂質をしっかり摂取して、生命維持に必要なエネルギー源をしっかり確保することが重要です。魔法のみそ汁は、レシピ通りに作って食べるだけで、たんぱく質や脂質がしっかりとれるので、エネルギー不足になることもなく、美しい肌や髪が維持できます。さらに、たんぱく質を消化吸収するためのエネルギー消費は、糖質の5倍。たんぱく質が豊富な魔法のみそ汁で、食事によるエネルギーの消費量もアップします。だから、食べるだけできれいにやせるのです。

きれいにやせるヒミツ

☑ お腹いっぱい食べても糖質が20g以下

使っている食材はすべて糖質が低いものばかりなので、自然と糖質オフダイエットができます。

☑ たんぱく質や脂質がしっかりとれる

肉や魚、卵など良質なたんぱく質や脂質がとれるので、美しい肌や髪を作ります。

☑ 食べてもエネルギーを消費する

たんぱく質のエネルギー消費は糖質の5倍なので、食事中もカロリーを消費します。

☑ ダイエットのストレスを感じない

1日1回、具だくさんのみそ汁を食べるだけ。あとは、PART3で紹介するコースにあわせて糖質制限をするため、ストレスを感じにくいダイエット法です。

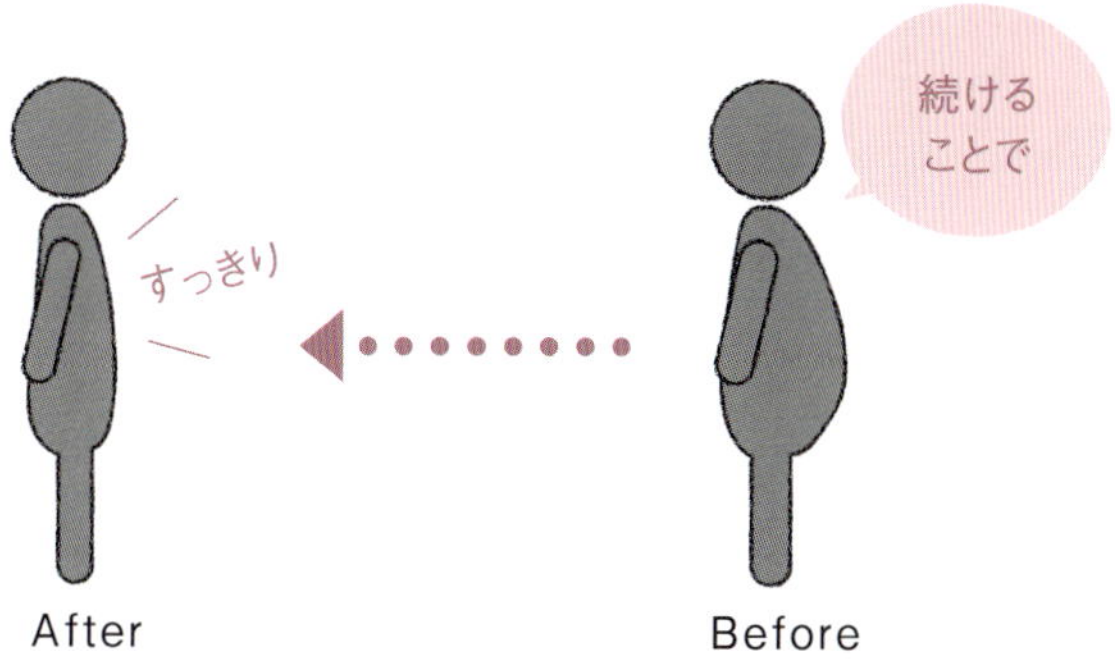

魔法のみそ汁の
ここがすごい
3

空腹感とは無縁のダイエット

ストイックな方法から、手軽だけど健康をそこなうようなものまで、これまで数知れないほどのダイエットが流行っては消えていきました。試してみたけど挫折したという人も少なくないと思います。それは、意志が弱いのではなく、食べたいものを我慢するカロリー制限や、運動が必須のダイエットは長続きしないから。なかなか効果が表れなかったら、なおさらです。ストレスがたまれば、いつかは爆発してドカ食いに。後悔や罪悪感がさらなるストレスになるという負のスパイラル、つらいですよね。

でも、おいしいものをしっかり食べてアルコールもOK、新たな運動は不要、短期間にダイエットできて、健康美容効果も高いダイエットなら、試してみたくなりませんか。魔法のみそ汁ダイエットは、魔法のみそをベースに肉や魚のたっぷり入ったみそ汁を食べることできれいにやせます。調理は簡単、あっという間にできるので夕食の支度も大幅に時短に。今までのダイエットにつきものの我慢は一切ありません。

ダイエットにありがちな
我慢は必要なし。
糖質量が20g以内なら
みそ汁は何杯食べてもOK

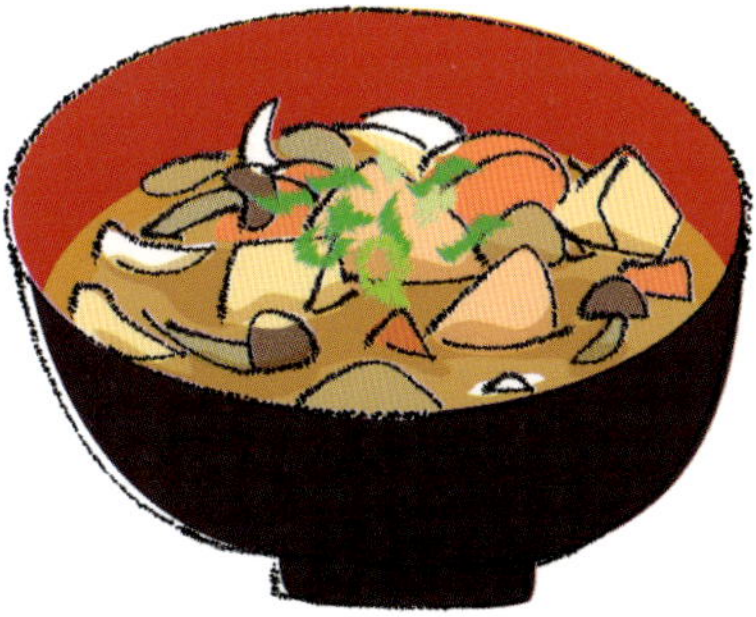

- 夜は必ず魔法のみそ汁を食べる
- カロリー計算不要
- 調理が簡単
- 空腹感がない
- 効果が出るのが早い
- つらい運動は不要
- ストレスがない
- ぐっすり眠れるようになる

魔法のみそ汁のここがすごい

4

激しい運動は必要なし!

一般的なダイエットでは、カロリー制限と運動がセットになっています。でも、運動する時間のない忙しい人や、運動が嫌いな人は困ってしまいますね。安心してください、糖質オフは今まで通りの運動量でやせることができます。

運動で消費できるカロリーは、あまり多くありません。むしろ、カロリー制限中の筋肉量を維持し、基礎代謝を減らさないためといわれています。そして、もっとも重要なのは、運動をしているとインスリンがなくても筋肉がブドウ糖をとりこむことができること。わかりやすくいうと、運動は肥満ホルモンインスリンの過剰分泌を防いでくれるというわけなのです。

糖質オフはインスリンの過剰分泌が起きないので運動しなくても大丈夫。たんぱく質はしっかりとるから、筋肉が減る心配もありません。適度な運動は効果をさらに高めるので、プラスするのは大賛成です。また、糖質を食べてしまったら、食事開始から30分後に30分の散歩で肥満ホルモンを抑制するのは賢い方法です。

《 ダイエットのために運動を始める必要はなし 》

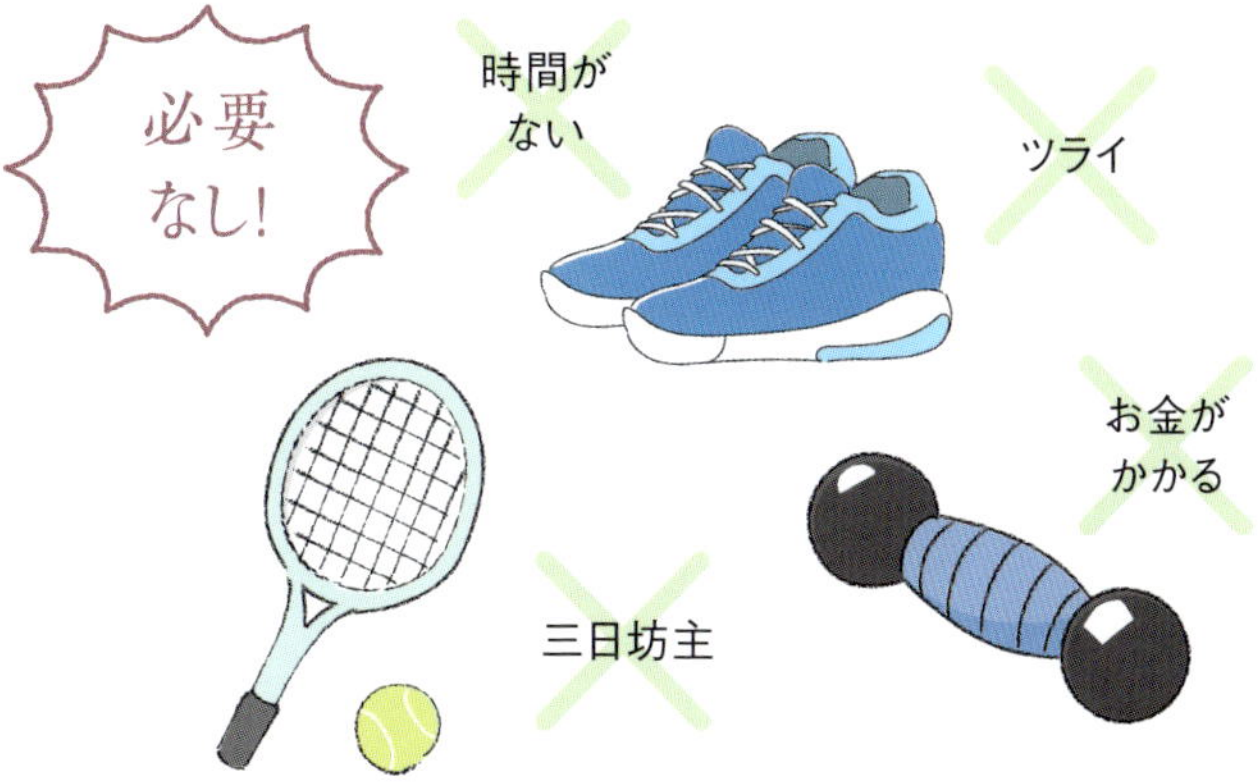
必要
なし!
時間が
ない
ツライ
お金が
かかる
三日坊主

もし糖質を食べてしまったら…

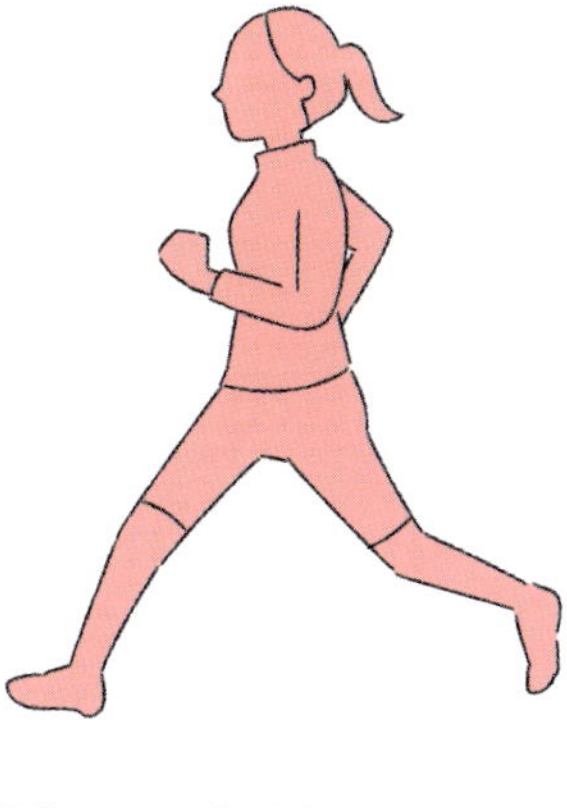

食事開始後30分に有酸素運動を取り入れましょう

魔法のみそ汁の
ここがすごい

5

効果が出るのがとにかく早い

魔法のみそ汁ダイエットは、数日続けるうちにお腹周りがスッキリするのを感じます。個人差もありますが、スーパー糖質オフなら、最初の2、3日で2～3kgの体重減も珍しくありません。なぜ効果が出るのが早いのかというと、食事の糖質が少なければ、体は「糖新生」を盛んに行うようになるからです。糖新生には、体に蓄積した脂肪をエネルギーとして使用する必要があります。エネルギーの使い方が切り替わって糖新生が活発になれば、スルスルやせられます。早い人で3日、遅い人でも1週間続ければ、やせやすい体質へと切り替わります。

ただし、効果が出たからといって、すぐにもとの食生活に戻ってしまうと、肥満ホルモンインスリンがどばっと出て、あまったブドウ糖を体脂肪に変えて元の木阿弥ということに。脂肪を燃やしやすい体が安定すれば、たまに糖質をとっても一気に体重が増えることはありません。できれば、プチやスタンダードなど無理のない範囲で続けることをおすすめします。

《 糖質制限をスタートしたら 》

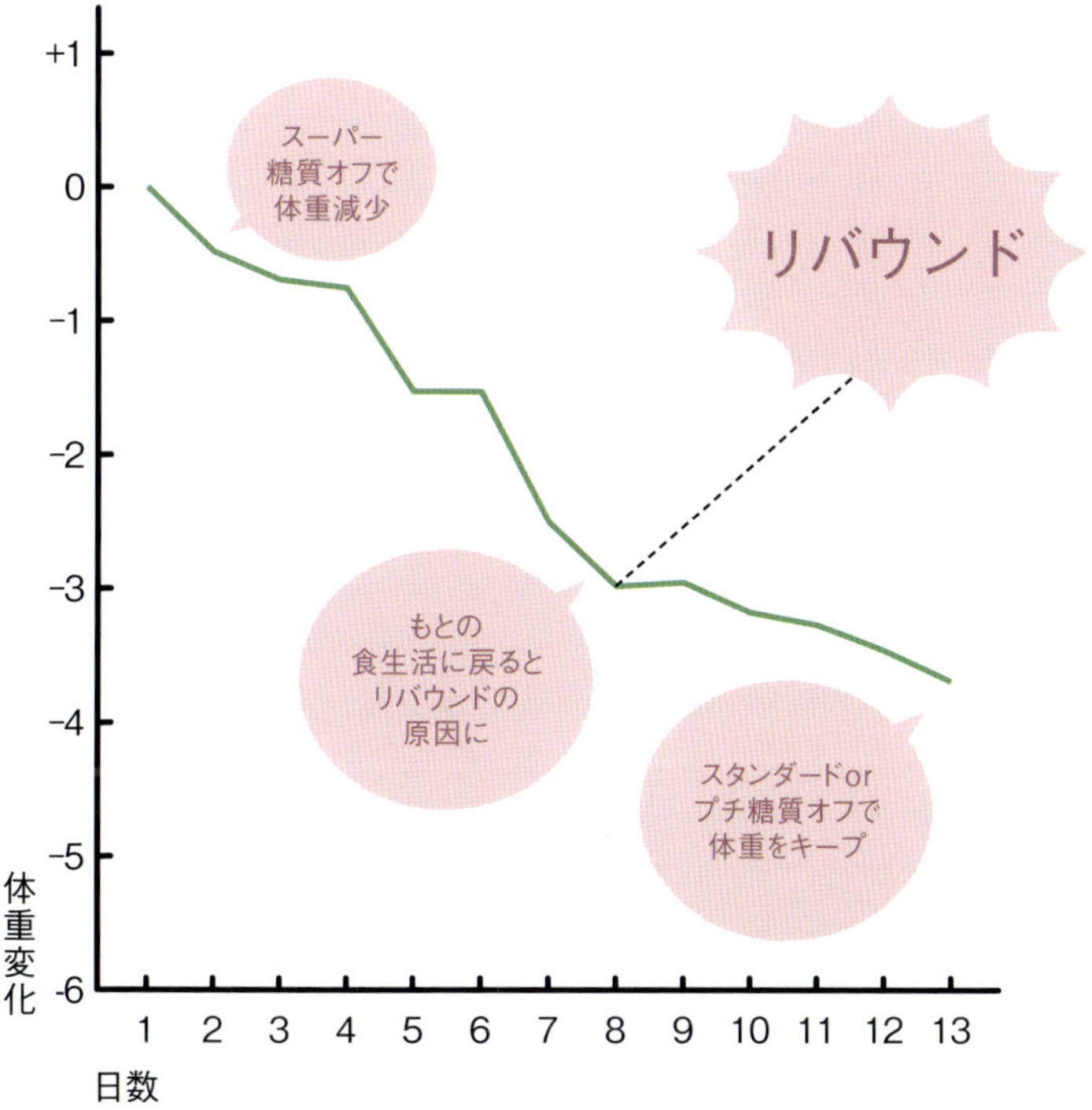

魔法のみそ汁の
ここがすごい

6

調理がとにかく簡単

ガマンや制限が少ないこと、そしていかに無理なく続けられるかということも、ダイエットの成否を分けるポイント。魔法のみそ汁が生まれるきっかけもそこにありました。みそ汁の作り方は、「食材を煮る→みそを溶く」という、たったこれだけ。5～10分もあれば完成します。だれでも作れるほど簡単で身近な料理です。

もともと栄養豊富な大豆は、発酵によってアミノ酸を作り出し、さらに美味しく栄養たっぷりのみそになります。みそ汁はさまざまな具や、汁に溶けた水溶性の栄養まで残らずとることができるすぐれもの。また、幼いころから慣れ親しんだ味は、心と体に癒しと安らぎをもたらします。

魔法のみそ汁は、もっとも糖質を控えるべき夕食に的を絞って、ボリューム満点のみそ汁を作って食べるという、シンプルな糖質オフダイエットです。魔法のみそで作るみそ汁は、食べ応え十分。献立に悩むこともなくなり、夕食作りや片づけにかかる時間は劇的に短縮します。

《 簡単2STEPで完成! 》

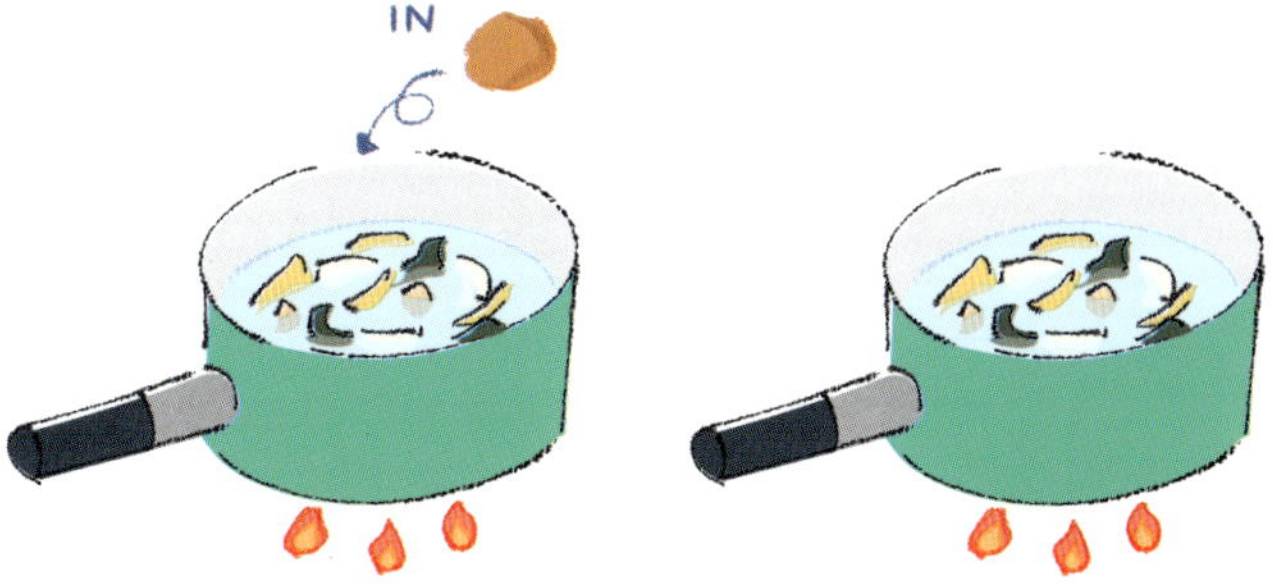

1. 具材を切って鍋で煮る

2. 基本のみそを入れる

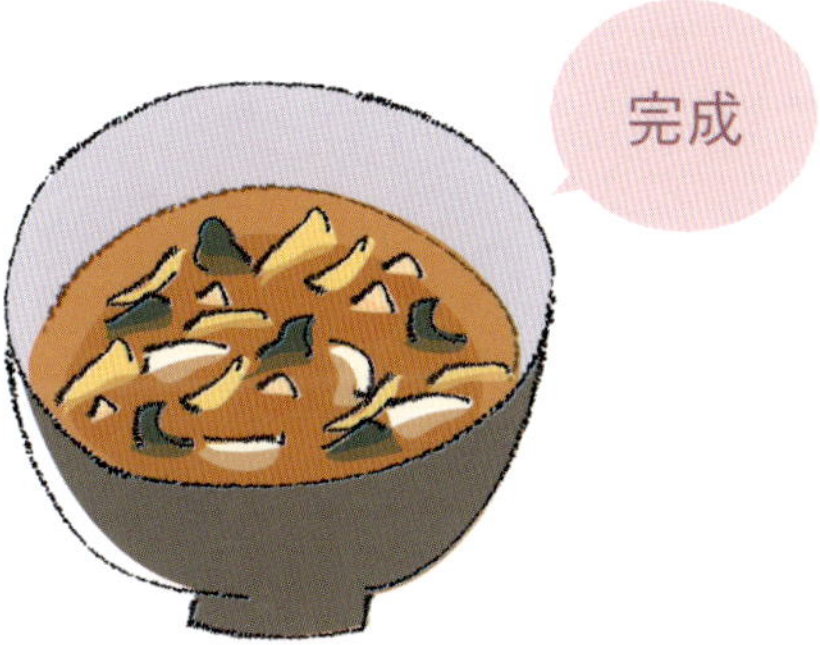

みそについて

魔法のみその作り方はP.58で紹介します。みそは冷凍しても固まらないので、冷凍庫で保存してもOKです。

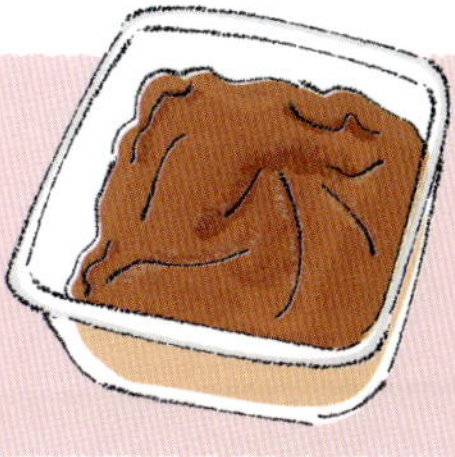

みそ汁ダイエットの効果

1

血液がサラサラになる

糖質オフは、ダイエット以外にも健康美容効果がたっぷり。その理由は、血液の流れがよくなるからです。といっても、実は人の体の本来あるべき状態、元々の状態に戻っただけなのです。

健康をテーマとしたテレビ番組などで、血液の流れを見たことがあるという人も多いと思います。サラサラ流れているケースもあれば、流れが悪かったり詰まったりしているケースもありますね。

糖質をとると血液の中に血糖が増えます。これはどういう状態かというと、甘いジュースなどをこぼすとベタベタしますね。あれと同じで、血液のなかにブドウ糖が増えるとべたついてしまうのです。そのため、本来サラサラ流れるはずの血液がドロドロして流れが滞ったり、ときには詰まったりするのです。

糖質を控えるだけで血液の流れが改善され、必要な栄養素や酸素がスムーズに行き渡るようになります。そうして、血液、血管、さらに全身の細胞が生き生きしてきます。

《 血糖が増えると血が流れにくくなる 》

正常血糖の血管

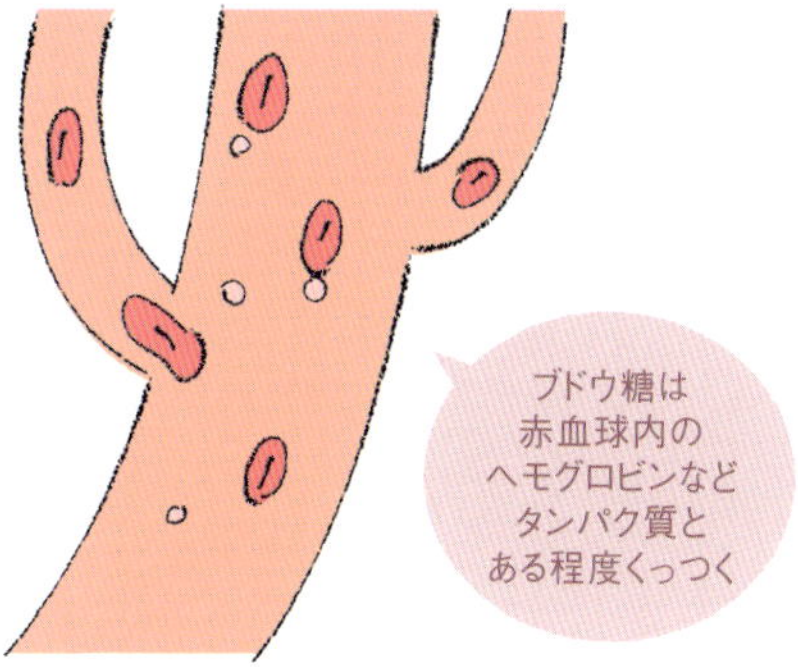

高血糖の血管

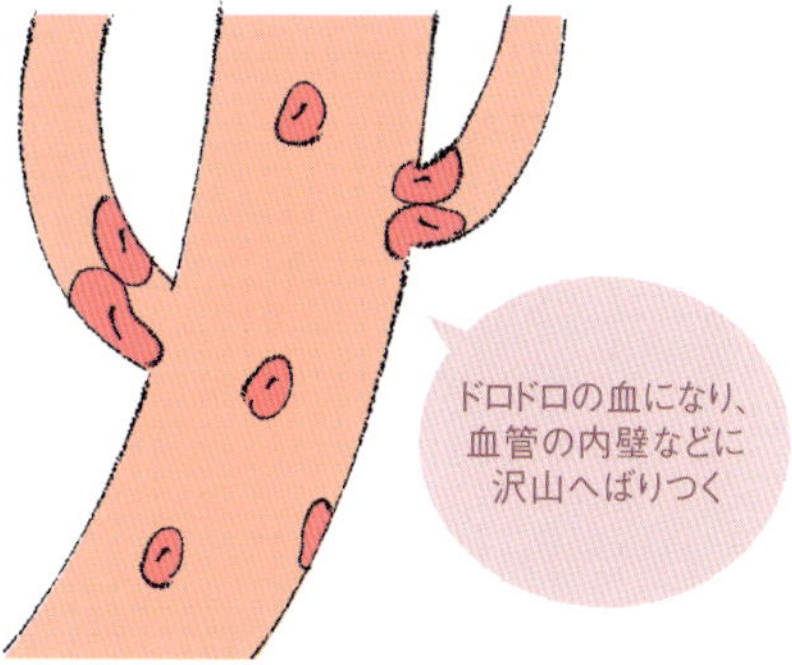

✕ 脳卒中
✕ 心筋梗塞
✕ 高血圧

などさまざまな病気の原因にも・・・

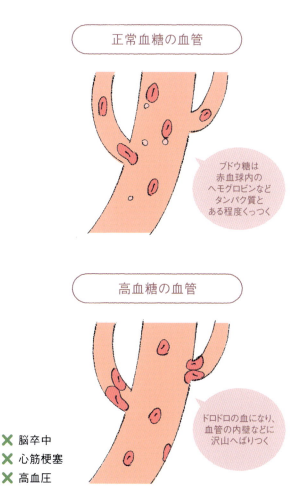

肌がツヤツヤになる

高雄病院では、美容のためではなく治療のための食事として糖質オフを始めました。当院で診察を受けているアトピー性皮膚炎の患者さんの多くも糖質オフを実践しています。原因や症状はさまざまで個人差もありますが、かなりの確率で症状が改善しています。アトピー性皮膚炎に限らず、ほかの皮膚症状でも効果が上がっています。ダイエット目的で糖質オフを始めた患者さんのほとんどが、以前より美肌になり、空気が乾燥する冬でも肌がしっとりしていると喜んでいます。

実は一般的な肌トラブルにも同じことがいえるのです。たとえば、肌荒れとは皮膚の栄養が不足して、傷や炎症を起こした状態です。だから、血液の流れをよくして、必要な栄養と傷や炎症を治す物質をスムーズに運べるようにすれば、肌荒れは自然に治るものなのです。糖質オフを続けていると、血液の流れがよくなるから、トラブルがあってもすぐに修復できるようになり、いつもツヤツヤの肌でいられます。

血行のよい肌

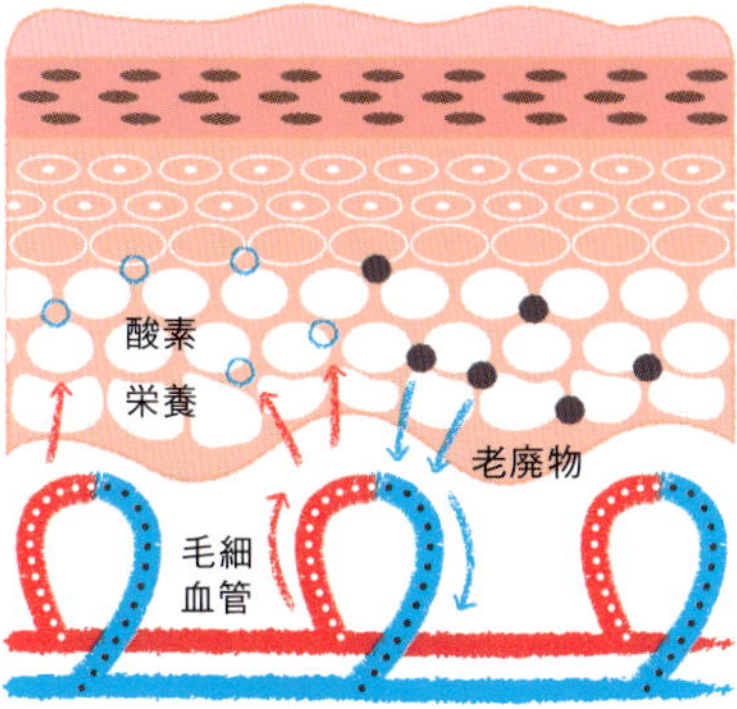

スムーズに栄養や酸素がいきわたり、
ターンオーバーの起点になる

血行の悪い肌

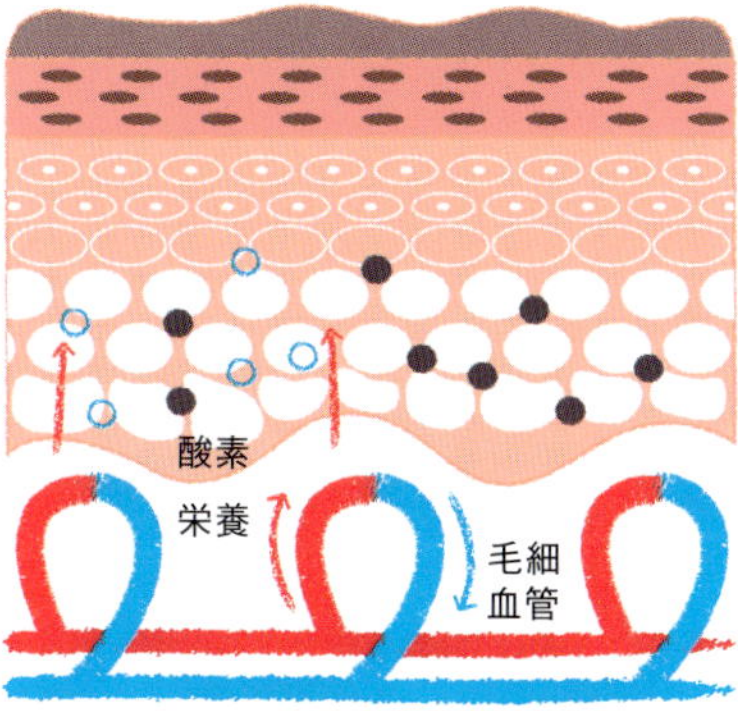

不要な老廃物や水分を回収する
リンパ管の働きが低下し、
くすみの原因に・・・。

みそ汁ダイエットの効果

3

病気やけがを遠ざける

歳をとったら病気やけがが治りにくくなるといいますが、年齢のせいだけではありません。私たちの体には、病気の元になるウィルス・細菌と戦う免疫機能や、けがをした部分を修復する働きが備わっています。こうした自然治癒力のおかげで、健やかに暮らしています。

ところが、糖質をとって血糖値が上がると、それを下げるために体内ではさまざまな調整を行わなければなりません。たび重なる調整が負担となって、私たちが気づかないうちに、自然治癒力が弱まってしまうのです。血糖値が上がると血液の流れも悪くなるので、病気やけがを治すための物質を十分に届けにくくなります。全身状態を悪くする生活習慣病や、ガン・脳卒中・心臓病も、自然治癒力の低下した体に忍び寄ります。

でも、無防備に糖質をとる食生活を見直せば、体への負担も減り血液の流れも改善します。糖質オフを続ければ、本来備わった自然治癒力が発揮できる体を取り戻すことができるのです。

本来の人間の体

・けがの修復

・ウィルスと戦う

本来備わっている
自然治癒力

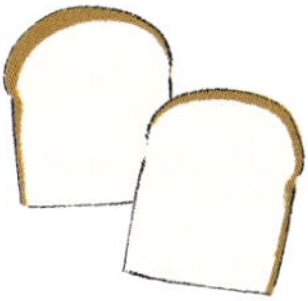

大量に糖質をとり続ける

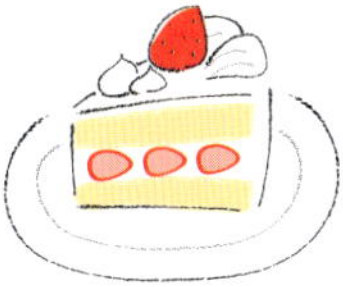

血糖値が上がり、
血液の流れが悪くなる

体内での
免疫機能の
調整が
大変に……

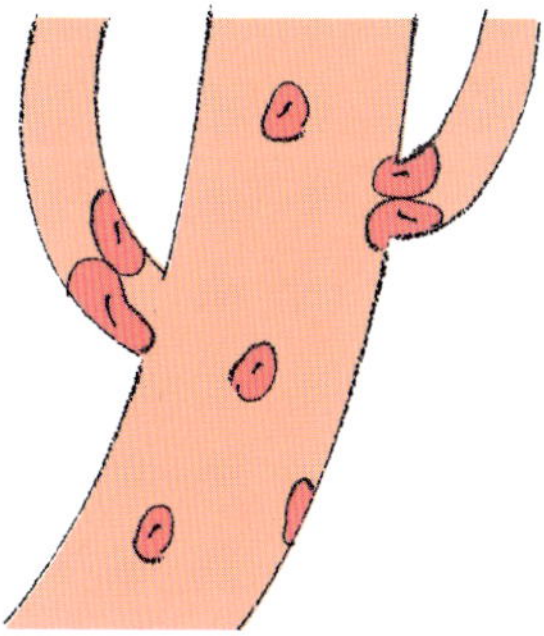

本来備わっている
自然治癒力が
低下

自然治癒まで手が回らなくなってしまう

みそ汁ダイエットの効果

4

血管が強くなり若返る

イヌイットとは、カナダ北部の氷雪地帯やグリーンランドなどに暮らすエスキモー民族のひとつです。彼らが、生肉や生魚が主食であった伝統的な食生活（糖質制限食）を続けていた頃は、欧米型のガンがありませんでした。その後欧米人との交流により、小麦などが入ってきて、約40年が経過した１９５０年代からは、欧米型のガンが増加しています。ガンは高齢者に多く老化と関連しています。そして、糖化が老化の元凶でありＡＧＥｓが関与しています。

老化は、まず血管から始まります。体のすみずみに酸素と栄養を運ぶための血管が老化すると、その影響が全身におよんで老化していくのです。だから、アンチエイジングには何よりもまず血管の老化を防がなければなりません。

血管の状態は、血液中の善玉コレステロールや中性脂肪、血液中のブドウ糖の値から判断できますが、糖質オフを続けていると、これらの値はすべてよくなります。糖質オフは、アンチエイジングにも効果があるというわけです。

《 糖質の多すぎる食生活が老化を促進 》

血管の老化

↓

- ☑ 体の不調
- ☑ 動脈硬化
- ☑ 生活習慣病
- ☑ アルツハイマー病
- ☑ 糖尿病
- ☑ ガン

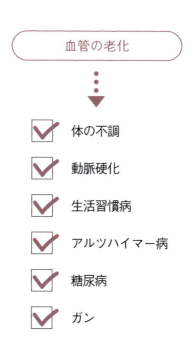

インスリンが大量に出ることで血管が傷つき、
さまざまな病気を招いて老化を早めてしまう

みそ汁ダイエットの効果

5

自律神経が整う

ダイエットをしていると、イライラしたり気持ちが落ち込んだりすることがあります。食べたいものを我慢しているストレスだけが原因なのではありません。糖質中心の食生活は、精神が不安定になりやすいのです。ヒトは血糖が急上昇したり急下降したりして、血糖変動幅が大きいとぼーっとしたり、眠たくなったり、イライラしたり様々な好ましくない症状が出ますし、心理的にも不安定になります。血糖が下がりすぎて、低血糖になると、動悸や冷や汗がでることもあります。そうなると、甘いものなど糖質を食べてその場をしのごうとしますが、結果として糖質依存の状態に。血糖に直接影響を与えるのは、糖質だけなので、糖質を制限して脂質やタンパク質を十分量食べれば、血糖変動がほとんどなくなります。糖質の多い食生活は、心の健康にも悪影響を与えるのです。

血糖値を安定させて心を落ち着けるには、やっぱり糖質オフが一番。ダイエット中もイライラや不機嫌とは無縁でいたいものです。

《血糖による精神状態の違い》

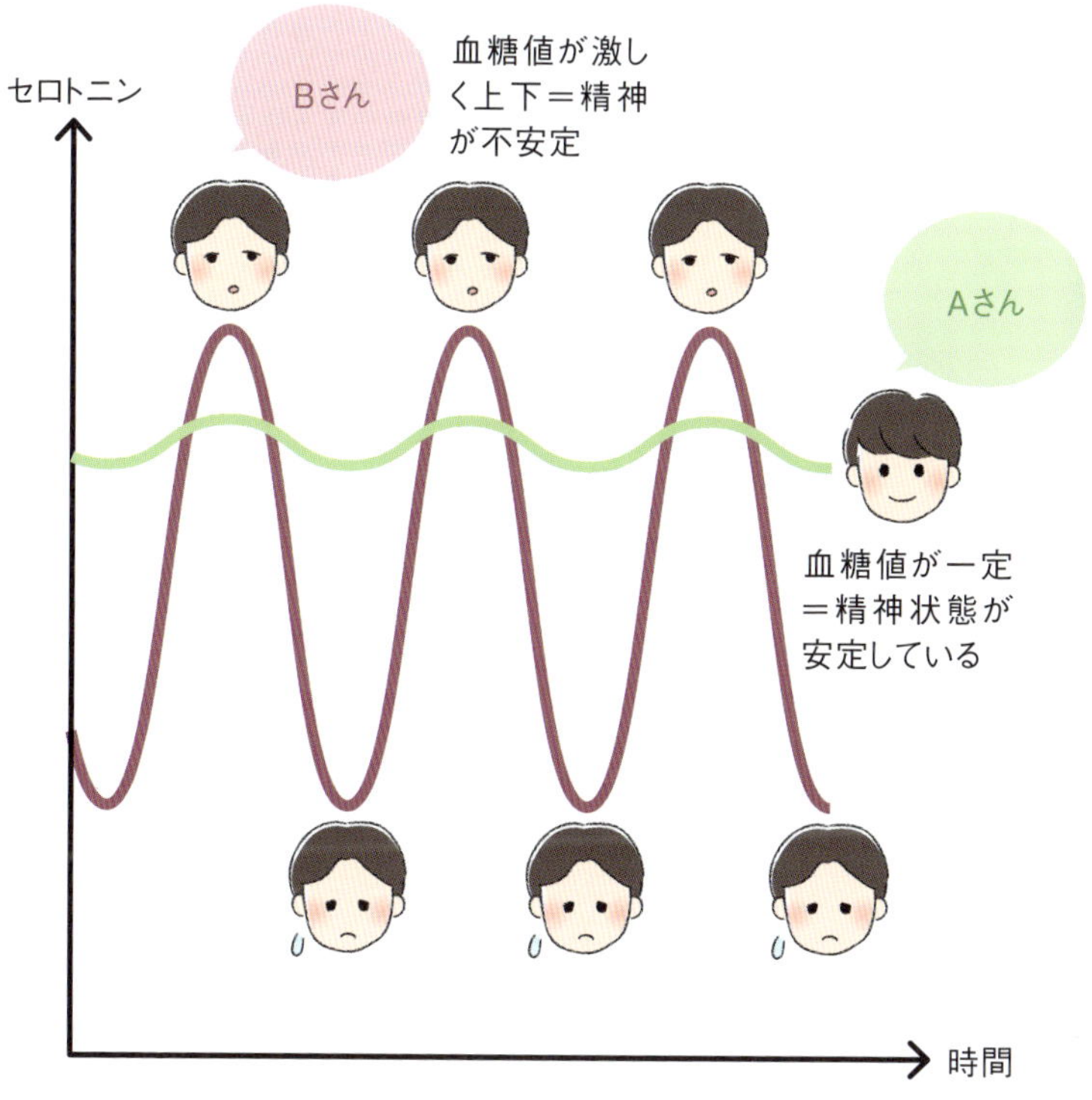

糖質中心の生活は精神が不安定になりやすい。自律神経失調症や「ダイエットうつ」になってしまう危険性も。

6

寝つきがよくなり、目覚めもスッキリ

食事のあとは横になりたいほど眠くなる、ランチのあとは睡魔で午後の仕事がはかどらないという人は、もしかしたら糖質たっぷりの食事をしていませんか。試しに糖質を減らしてみてください。いつもより頭がスッキリして、仕事がはかどるようになります。また、布団に入ってもなかなか眠れず、朝も寝起きが悪くて頭がぼーっとするなど、睡眠リズムの乱れにも糖質オフを試す価値ありです。

私自身もそうですが、糖質オフを実践していると寝つきがとてもよくなり、熟睡できるので朝もスッキリと目覚めます。

寝ぼけていると天敵に襲われてしまう野生動物は、当然ながら目が覚めるとすぐに行動します。彼らの血糖値は、激しく上下動することがありません。そして、大昔は人類もほかの動物に襲われるリスクの中で暮らしていました。その頃は、糖質の多い食べ物をとることもほとんどなく、野生動物と同じようにメリハリのある睡眠が当たり前だったのです。

《 糖質と血糖値の関係 》

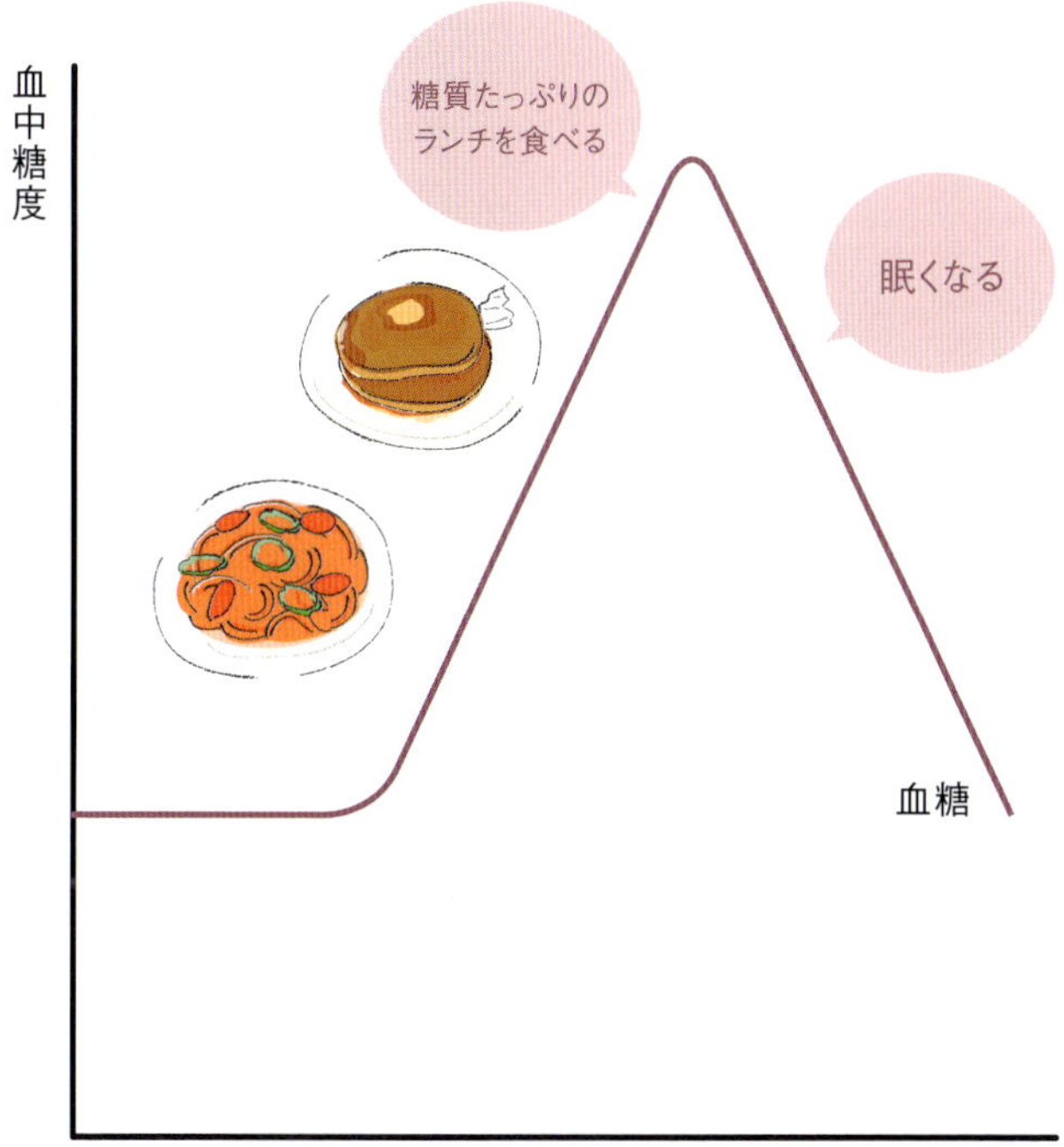

糖質オフを続けると寝つきと目覚めがよくなる!

コラム

糖質オフでガンを予防する

ガンは日本人の死因の第1位で、非常に恐れられている病気。日本をはじめとした先進諸国では、ガンの研究が長年にわたって続けられていますが、糖質制限食はガンの予防効果もある可能性が非常に高いと考えられています。

ガンに関する研究活動を支援している世界がん研究基金（WCRF）は「食道、すい臓、大腸、乳房、子宮体部、腎臓、胆嚢のガンに肥満がかかわっている」と報告しています。肥満は生活習慣に起因しているため、これらは生活習慣型のガンといわれ、日本を含む先進諸国で急増。この生活習慣病型のガンは、肥満すると起こりやすくなる高血糖と高インスリン血症が関与すると考えられています。糖質制限食は生活習慣病型のガンのリスクである高血糖と高インスリン血症、肥満を防ぐため、結果的にガン予防になると考えられます。

part

2

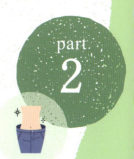

食べるだけでやせるメカニズム

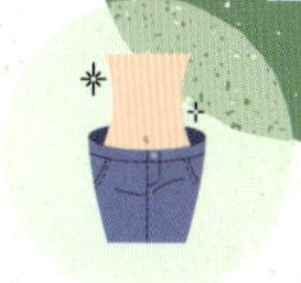

そもそもなぜ太るのか？という視点から
糖質オフを取り入れたダイエット法でやせるメカニズムを解き明かします。

やせる秘密

1

カロリー神話は、もう古い

私たちは長いあいだ「太るのは、消費カロリーよりも摂取カロリーが多いから。余ったカロリーが体脂肪として蓄積されるのだ。」と信じてきました。医師や専門家も例外ではありません。その一方で、なんとなく「同じカロリーでも太りやすい食事と太りにくい食事がある。」と感じていた人も多いはず。

そう、カロリーだけで語れるほど、人間の体は単純ではないのです。すでに2008年に信頼度の高い論文で、ダイエットの新常識が世界で証明されています。

・食事の内容によって、同じカロリーでもやせやすさには違いがある。

・低カロリー低脂質の食事よりも、糖質を減らしたほうがやせやすい。

ダイエットの常識と思われていたカロリー神話は間違いで、一番気をつけなければならないのは糖質。ご飯やパン、麺類などを控えれば、肉や魚、脂質の多い食品をたっぷり食べながら確実にやせられるということなのです。

✕ 太るのはカロリーのとりすぎ

脂質

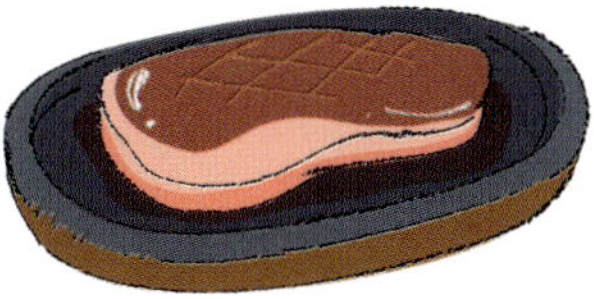

昔のダイエットの常識

つい最近まで「カロリーが同じならば何を食べても太りやすさ、やせやすさは同じ。やせたいならカロリーと脂質を制限するべきだ」と信じられていた。

○ 太る原因は糖質のとりすぎ

糖質

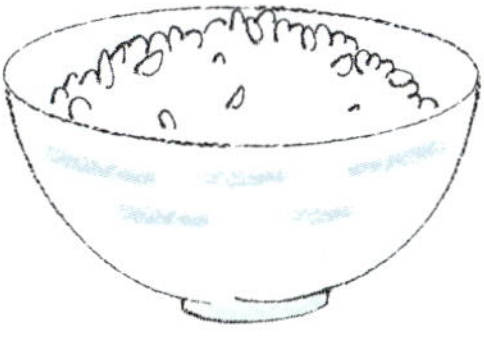

現在のダイエットの常識

「同一カロリーなら脂肪を制限するよりも、糖質を少なくする方が減量効果は高い」という結論がニューイングランドジャーナルという最も権威ある医学雑誌で2008年に発表された。今では糖質制限食が肥満や健康に効果が高いと認識されている。

やせる秘密

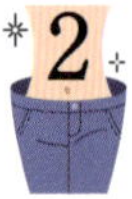

“肥満ホルモン”が太る原因

糖質を控えるとなぜやせられるのでしょうか。そこにはインスリンというホルモンが深く関わっています。

インスリンは、血液中に増えたブドウ糖（＝血糖）を筋肉に取り込んでエネルギー源とし、さらにグリコーゲンに変えて筋肉や肝臓に蓄えます。この働きのおかげで、血液中の血糖値は一定レベルに保たれています。

十分なインスリンが分泌されない、またはインスリンの効きが悪くなって血糖値が高い状態が続くのが糖尿病。恐ろしい合併症を引き起こすため、インスリンは本来とても大切なホルモンです。ただし、グリコーゲンとして蓄えられる量には限りがあります。そこでインスリンは、あまったブドウ糖を中性脂肪に変えて脂肪組織に蓄えます。だから、たくさん糖質を食べると血糖値が急上昇して、インスリンが大量に分泌され、せっせと体脂肪を増やすことに。そのため、インスリンは別名「肥満ホルモン」とも呼ばれています。

《肥満ホルモンが多く出るのは糖質を食べたときだけ》

糖質を食べると血液中にブドウ糖（血糖）が急増。

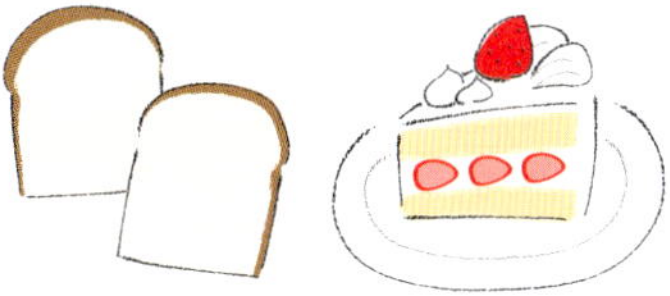

インスリン分泌

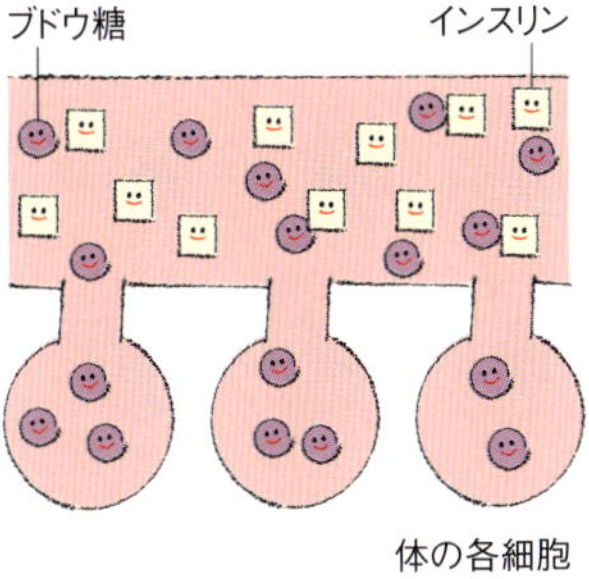

筋肉でエネルギーとして使われる＆グリコーゲンになって筋肉や肝臓に蓄えられる。

あまったブドウ糖はインスリンによって体脂肪に変わる！

→

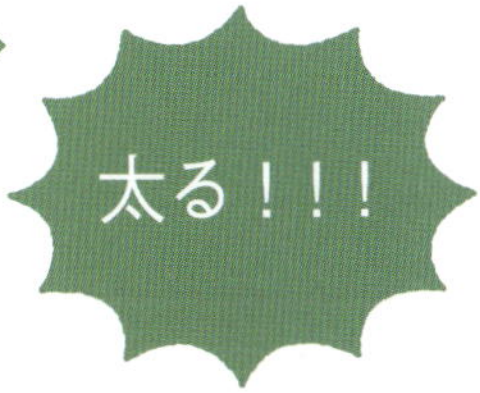

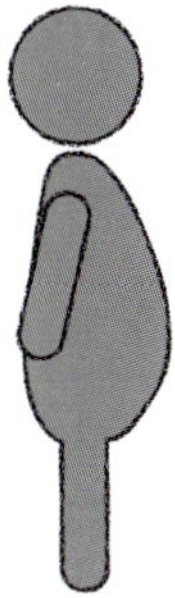

やせる秘密 3

特大ステーキより ざるそばのほうが太る

少量ではありますが、インスリンは24時間すい臓から分泌されていて、「基礎分泌」と呼ばれています。食事で糖質をとると、血糖値が急上昇するためインスリンの分泌量も跳ね上がります。これを「追加分泌」といい、基礎分泌の数倍から10倍以上にもなります。肥満の一番の原因は、この追加分泌です。脂質をとっても、追加分泌は起こりません。たんぱく質は少量のインスリンを分泌させます。わかりやすくいうと、1枚１５００kcalの特大サーロインステーキよりも、４００kcalのもりそば1枚のほうが、肥満ホルモンを追加分泌させることになるのです。

そうはいっても、カロリーをとりすぎれば太るはずと思うかもしれません。ところが、糖質の少ない食生活を続けていると、多い食生活よりも必要なエネルギー量が多くなり、カロリーの消費量も増えます。さらに、食事をしている最中でも、体脂肪を燃やせるようになります。糖質オフで太りにくい体質に変わる仕組みについては、もう少し詳しく説明しましょう。

血糖値が上がるとインスリンが分泌

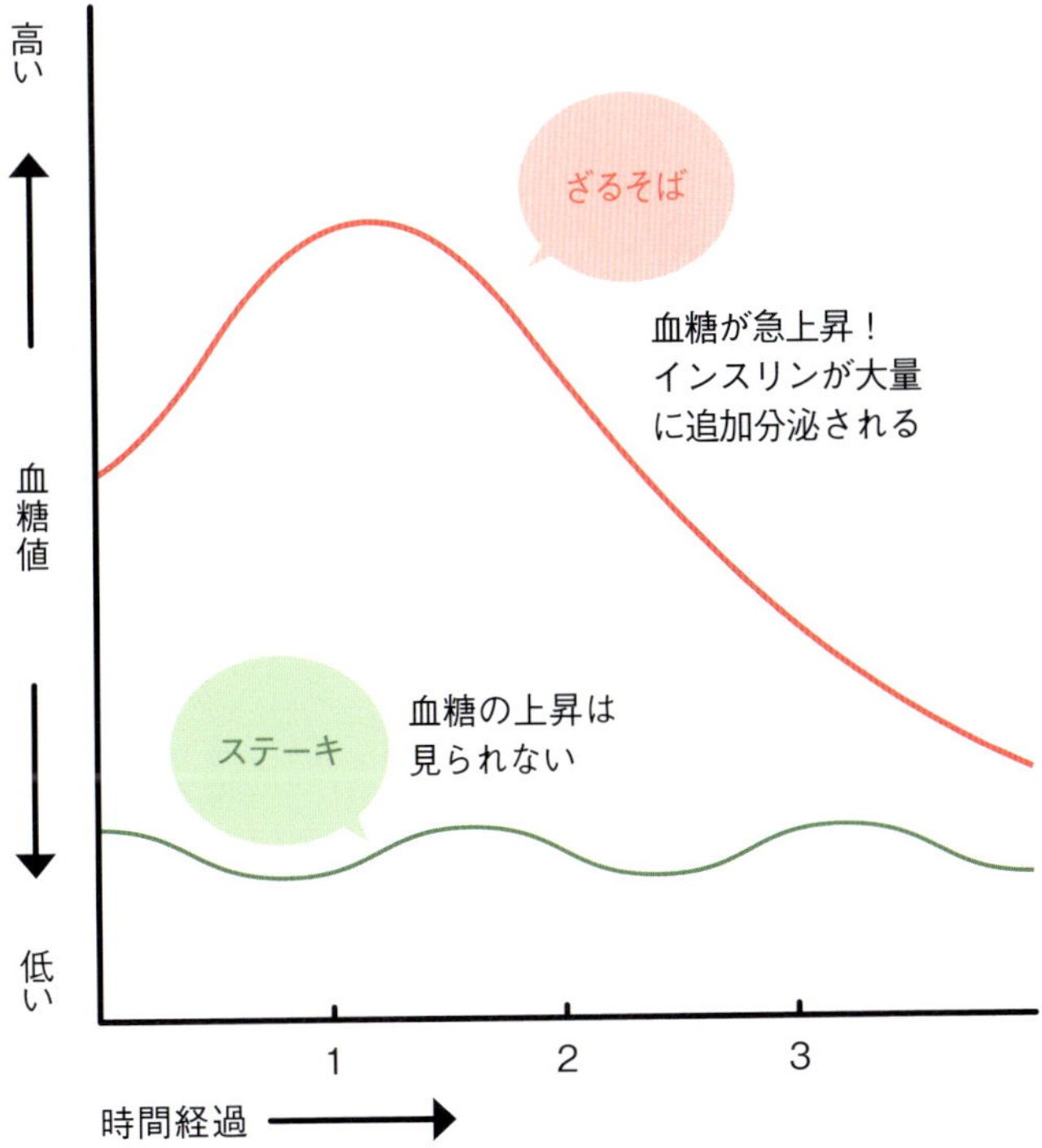

やせる秘密 4

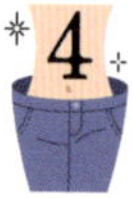

常に体脂肪が勝手に燃える体質になる

やせるとは体脂肪を減らすこと。糖質オフの一番のメリットは、続けていると常に体脂肪が燃える体質に変われることです。私たちの体には、ふたつのエネルギーシステムがあります。ひとつは、糖質を分解したブドウ糖を使う「ブドウ糖-グリコーゲンシステム」。もうひとつは、食事や体脂肪の中性脂肪を分解した脂肪酸などを利用する「脂肪酸-ケトン体システム」。体重50kgで体脂肪20%だとすると、カロリー計算でグリコーゲンは1000kcal、脂肪は9万kcal備蓄できます。圧倒的な差から、メインのエネルギー源は脂肪酸-ケトン体システム、ブドウ糖-グリコーゲンシステムはサブだとわかります。

ただし、使う順番は糖質、脂質の順なので、食事のたびに糖質をたっぷりとっていると、中性脂肪の燃焼はいつまでも後回しに…。

糖質オフでこの悪循環を断ち切れば、本来メインのエネルギー源である脂肪酸-ケトン体システムが働くようになり、常に体脂肪が燃える体質へと変わることができるのです。

2つのエネルギーシステムの違い

ブドウ糖グリコーゲンシステム

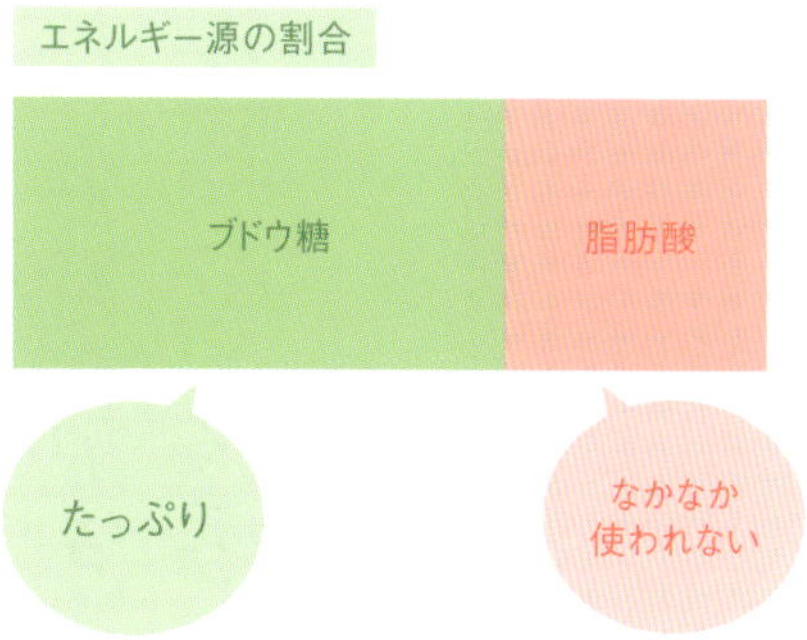

普段から糖質量が多い人は、ブドウ糖を利用するほうが優勢に。脂肪酸が使われず、中性脂肪が分解されにくい。

脂肪酸ーケトン体システム

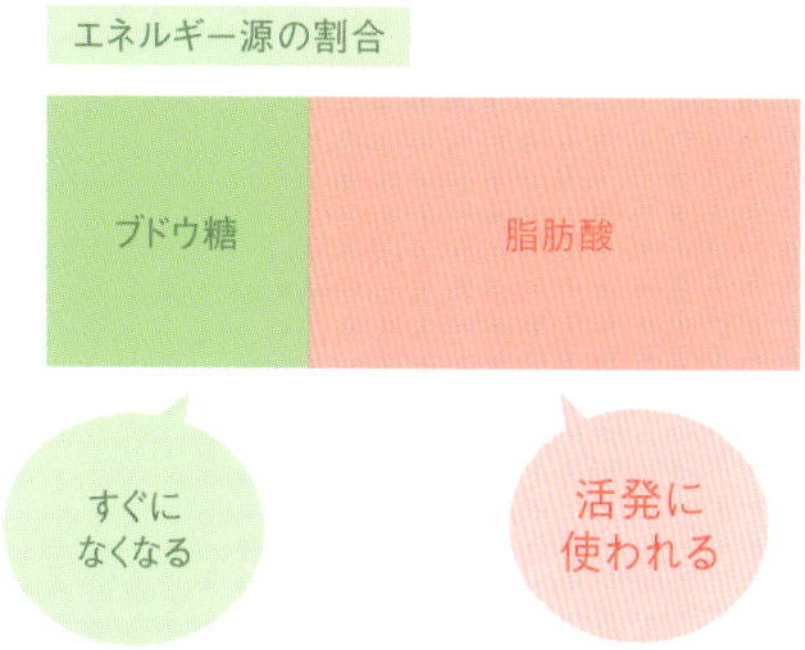

糖質オフにすると、食事をしても血糖があまり増えない。そのため、体のエネルギー源として脂肪酸が活発に使われ、体脂肪が燃える。

やせる秘密 5

〝糖〟をとらなくても頭の回転は落ちない

糖質を制限すると、頭の回転が鈍くなるのではと質問されることがありますが、その心配はありません。

私たちの体には、肝臓で自らブドウ糖をつくり出す「糖新生」という働きが備わっています。食事から糖質をとらなくても、体内のアミノ酸や乳酸、中性脂肪の分解物であるグリセロールからブドウ糖をつくって血糖値を維持することができるのです。糖新生は、食事から摂取する糖質が少ないほど盛んに行われ、かなりのエネルギーを消費することもわかっています。

脂質から生まれるケトン体も、脳の良質なエネルギー源になります。残念ながら「脳のエネルギーになるのはブドウ糖のみ」といまだに誤解している医師・栄養士が多いのです。しかし脳がケトン体を使えることは生化学の権威ある教科書「ハーパー・生化学」にも明記されている事実です。

糖質オフはエネルギー消費を高め、脳の集中力や持続力をアップさせる効果もあります。

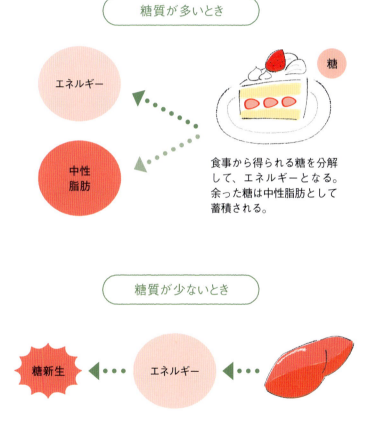

糖質が多いとき

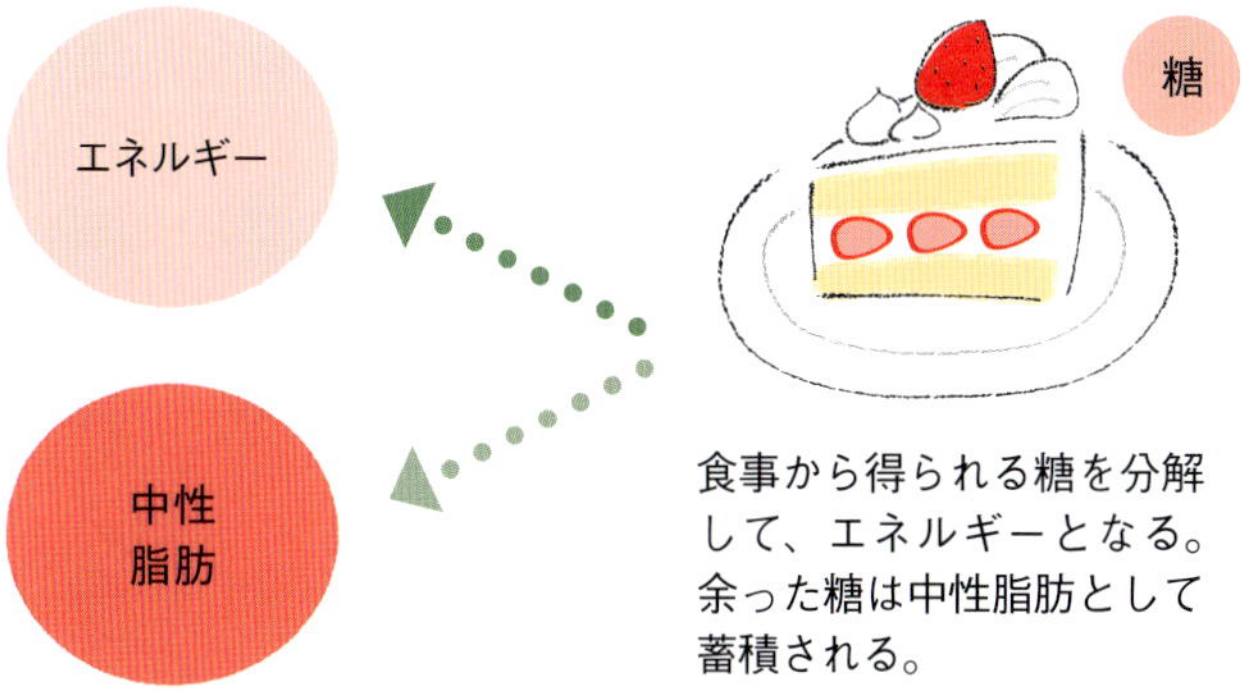

食事から得られる糖を分解して、エネルギーとなる。余った糖は中性脂肪として蓄積される。

糖質が少ないとき

肝臓でアミノ酸や乳酸などを使い、ブドウ糖を作り出す。

やせる秘密

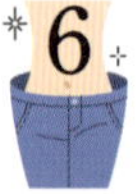

脂肪がメラメラ燃える食べ物

食事をしていると、体が温かくなって汗ばむことがあります。これは、栄養素を消化吸収するときに熱が発生するためで、食事誘発性熱産生（ＤＩＴ）といいます。

ＤＩＴは栄養素によって異なり「糖質６%、脂質４%、たんぱく質30%」とされています。例えば、たんぱく質１００kcalを摂取すると、そのうちの30kcalがＤＩＴに変わって消費され、同じカロリーをとっても糖質にくらべて5倍もの熱消費が行われるわけです。

厚生労働省の試算では、一般的に日本人の摂取カロリーのうちのおよそ10%がＤＩＴで消費されるといわれています。これはメインのカロリーのおおむね60%を主食であるご飯やパン、麺類などの糖質からとったと仮定しています。それをたんぱく質にシフトすれば、食事誘発性熱産生がぐっと底上げされます。

カロリー制限ダイエットでは、たんぱく質不足から筋肉が減り、基礎代謝や消費カロリーが低下するリスクもあります。

《 1日に消費されるエネルギー量の割合 》

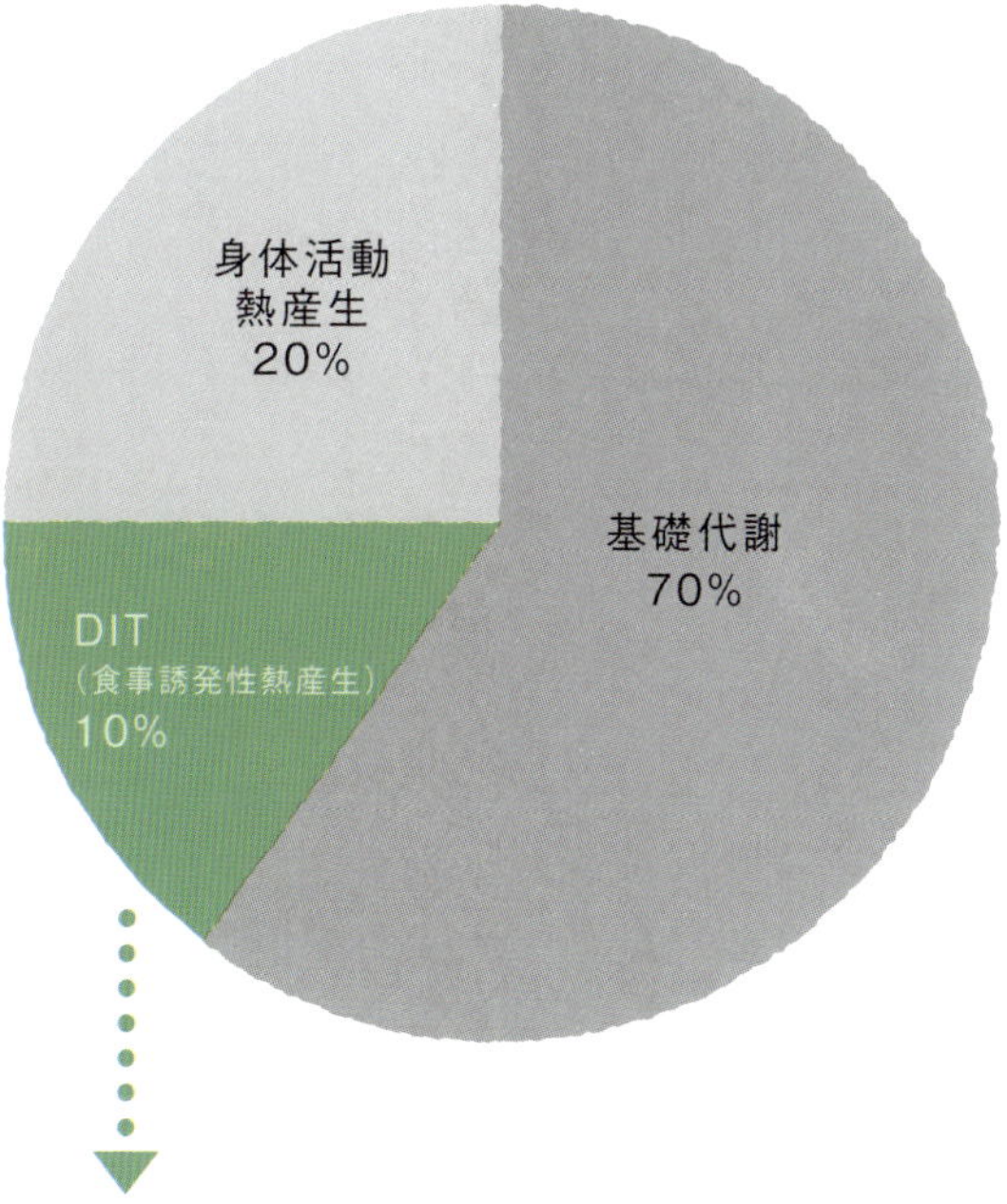

DITによる消費エネルギーの違い

糖質	脂質	たんぱく質
6%	4%	30%

多い

100kcalカロリーのたんぱく質を摂取したときは
30kcalが熱に変わり、消費される。

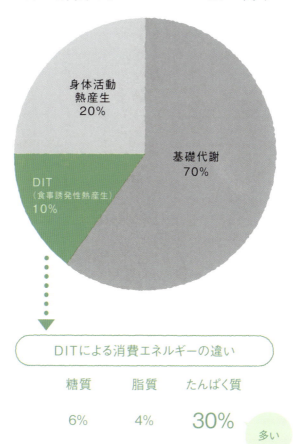

みそ汁で
やせる!

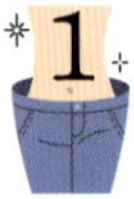

魔法のみそ汁でやせる

糖質オフのダイエット効果はわかったけれど、なぜみそ汁で?と思うかもしれません。

その理由は、一杯のみそ汁には心と体に作用する底知れない力があるからです。多くの優れた健康効果があることは実践編でお伝えしますが、ここで注目したいのは健康習慣を続けるためのメンタル面での効果です。

現代病や肥満の背景には糖質過剰があり、すべての人にとって体の負担になっています。しかし、主食からメインのカロリーを摂取する食習慣が定着しているので、糖質オフは極端なスタイルとして偏見の目で見られることも。また、慣れ親しんだ食事スタイルを、どうすれば無理なく変えられるかも大変重要になります。

そこで、ご飯と並ぶ日本人の心の故郷、飲むだけでほっとするみそ汁の魅力を最大限に引き出すことにしました。調理が簡単、しかもバラエティー豊かで、満足感たっぷりの「ごちそうみそ汁」を厳選。楽しみながら糖質オフでラクにやせる、それが魔法のみそ汁なのです。

調理が簡単で、具材を変えれば バラエティー豊かに楽しめる!

満足感
たっぷり!

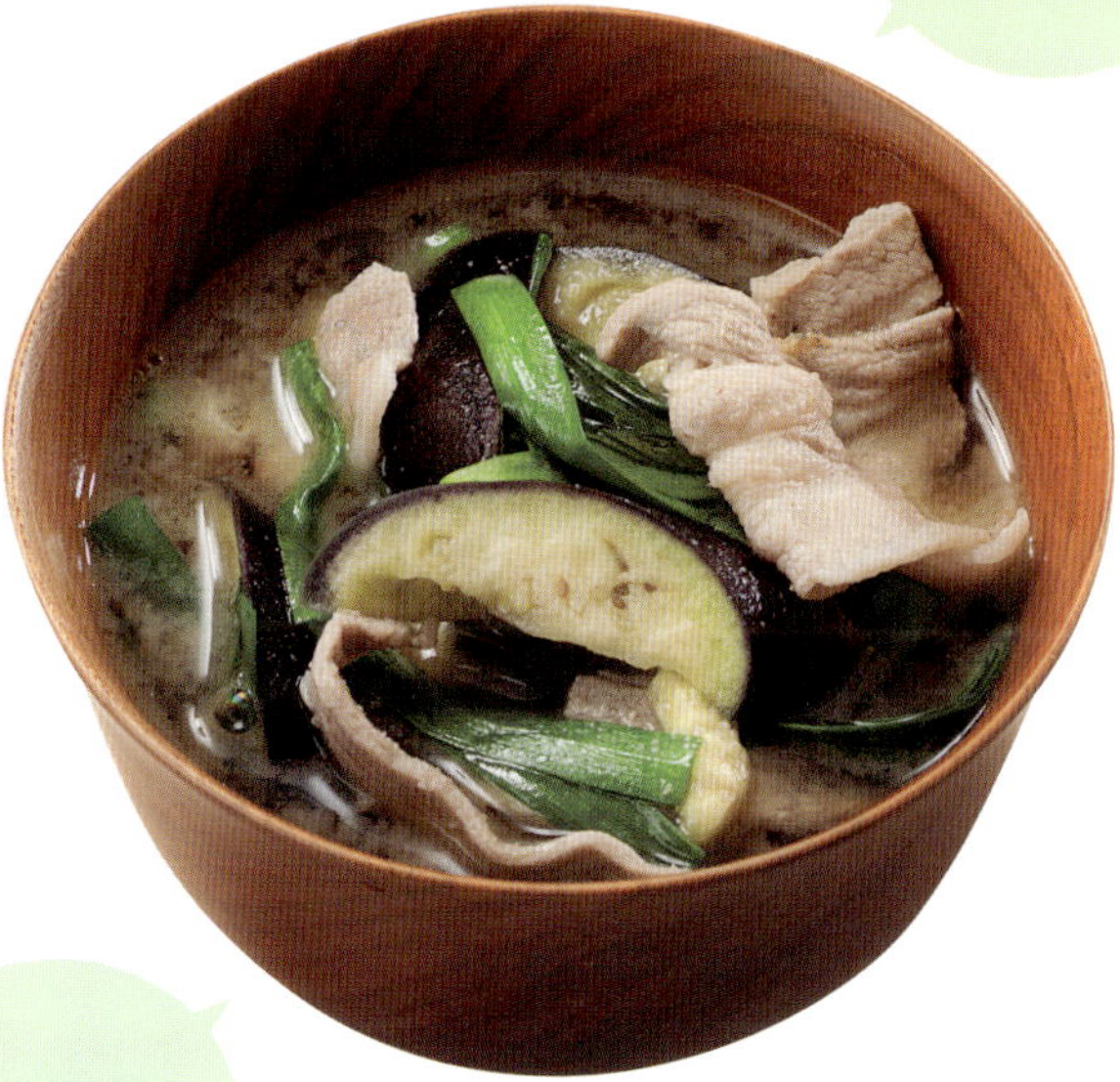

飲むだけで
ほっとする

みそ汁でやせる! 2

糖質オフは人間本来の食事法

ご飯やパン、麺類など、いわゆる主食を抜いた糖質オフの食生活には、どうしても違和感や抵抗感を覚えるという人もいるでしょう。

しかし、歴史をひもとくと、人類は長いあいだ糖質オフの生活を続けてきたのです。地球上に人類が誕生したのは約７００万年前で、農耕を始めたのは約1万年前。1万年と聞くと長いように感じるかもしれませんが、人類の歴史から見たら、わずか０．14%に過ぎません。それ以前は、魚介や肉、内臓、骨髄、野草、きのこ、海藻、昆虫などを主に、たまに小さい野生の果物を食べていました。つまり、人類は歴史の大部分を糖質オフで過ごしてきたわけで、最も自然な健康食なのです。

また、農耕の歴史の中でも、精製された白米や小麦などを食べるようになったのは、ほんの２００~３００年前。便利な世の中でほとんど体を動かすことなく糖質をたっぷりとる食事を続ける限り、肥満や糖尿病をはじめとする現代病のリスクからは逃れられないのです。

《 日本人の食生活の変化 》

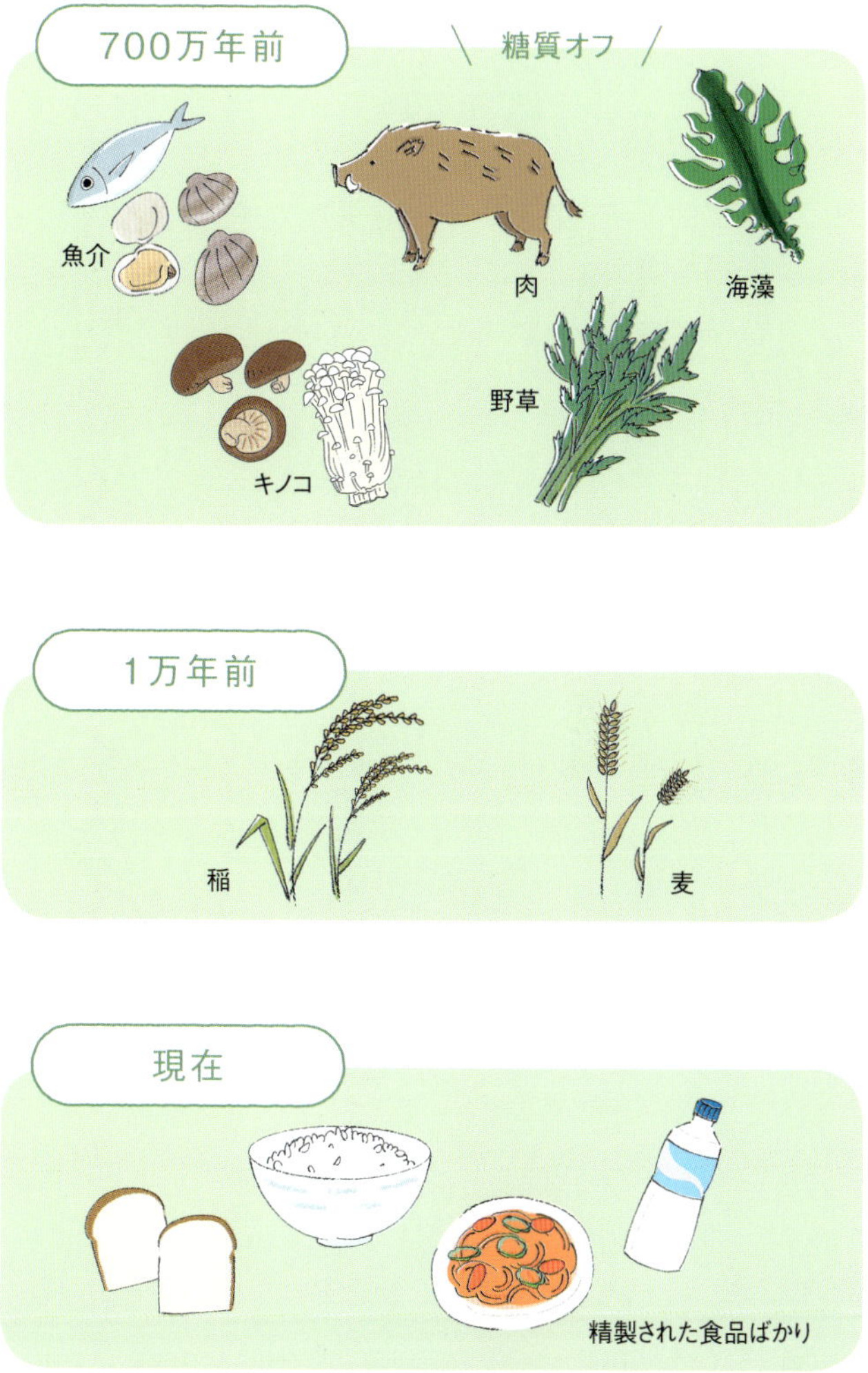
700万年前
糖質オフ
魚介
肉
海藻
キノコ
野草
1万年前
稲
麦
現在
精製された食品ばかり

コラム

糖質過剰と認知症リスク

九州大学が行った久山町の追跡調査によると、糖尿病患者はアルツハイマー病を発症するリスクがそうでない人の２．１倍になるといわれています。海外でも、インスリン治療を受けている糖尿病患者の発症リスクは４．３倍との報告があります（１９９９年発表のロッテルダム研究）。要因として考えられるのは、アルツハイマー病の原因とされるアミロイドβを分解しているのはインスリン分解酵素だから。インスリン濃度が高いと、インスリン分解酵素はアミロイドβの分解にまで手が回らなくなってしまうのでしょう。現在のところ、まだ期間が短いので糖質制限によってアルツハイマー病のリスクが軽減したというエビデンスはありません。しかし、発症リスクである高血糖と高インスリン血症は改善できるので、糖質制限が認知症予防になる可能性は高いはずです。

part 3

魔法のみそ汁の作り方&最強の食べ方

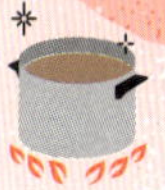

食べるだけでやせる魔法のみそ汁に欠かせないみその作り方と、みそ汁の食べ方を紹介します。ダイエット法は3コースから選んでチャレンジしましょう。

これが魔法のみそ汁

魔法のみそ汁は、積極的にとりたい栄養素がどっさりのオリジナルみそを使って、誰でも簡単においしく作ることができます。

みその原料の大豆は、たんぱく質や食物繊維が豊富です。さらに発酵・熟成によってアミノ酸を作り出し、ビタミンB_1、B_2、B_6、B_{12}、葉酸、カルシウム、マグネシウム、カリウムなど、たくさんの健康成分を含む栄養価の高い食材へと進化しています。

そこに、かつおぶしとじゃこのダブルのだし、さらにすりたてのごまもたっぷり加えます。だから、そのままなめてもおいしい風味豊かなみそで、すったごまからはアンチエイジング効果の高いビタミンEをはじめ、セサミン、カルシウム、鉄分などを効率よく摂取できます。さらに、オリーブオイルには、抗酸化物質のポリフェノール、葉緑素、ビタミンE、オレイン酸が含まれています。

和洋中どんな料理とも相性のよい魔法のみそと、肉や魚など主役級の食材を組み合わせたごちそうみそ汁なら、栄養バランスに優れた満足感たっぷりの糖質オフ食がラクに続けられます。

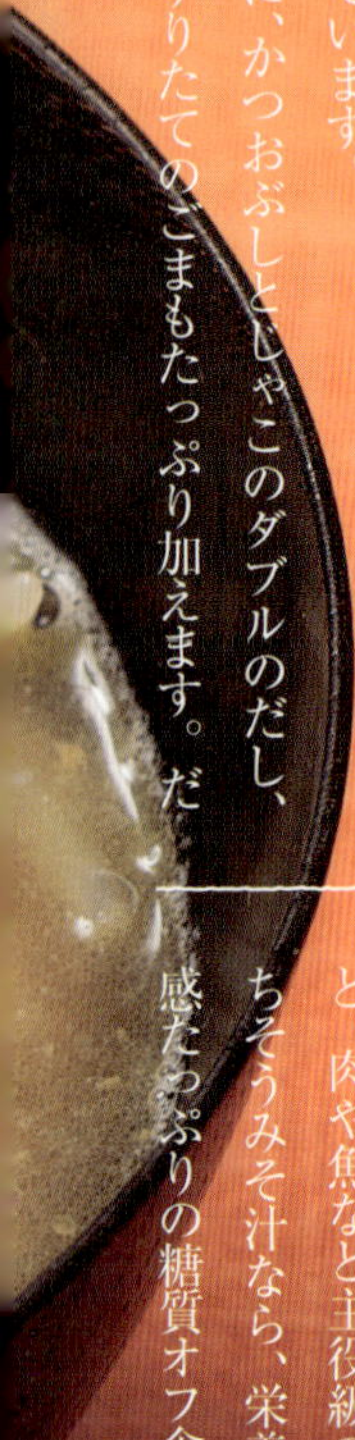

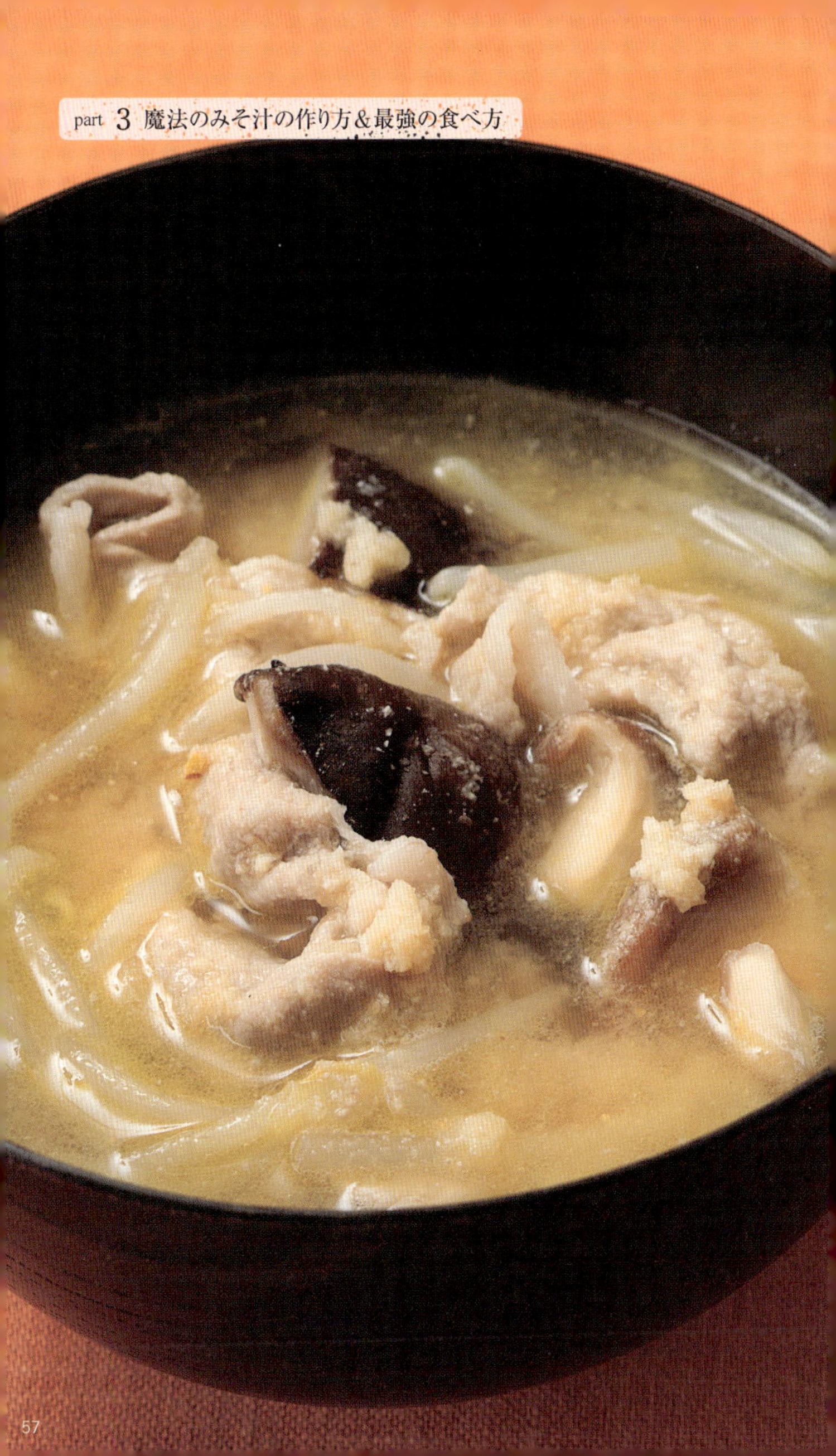

「魔法のみそ」の作り方

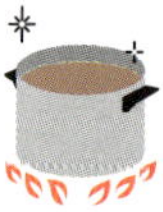

魔法のみそ汁のすべてのベースである「魔法のみそ」の作り方を紹介します。みそは冷凍しても固まらないので、保存容器に移して保存し、使う分だけスプーンなどですくって使いましょう。

材料（作りやすい分量・約10回分）

みそ……………………３５０g
じゃこ（頭、ワタを取る）…10g
かつおぶし………………15g
いりごま…………………20g
エクストラバージンオリーブオイル
……………………………１００g

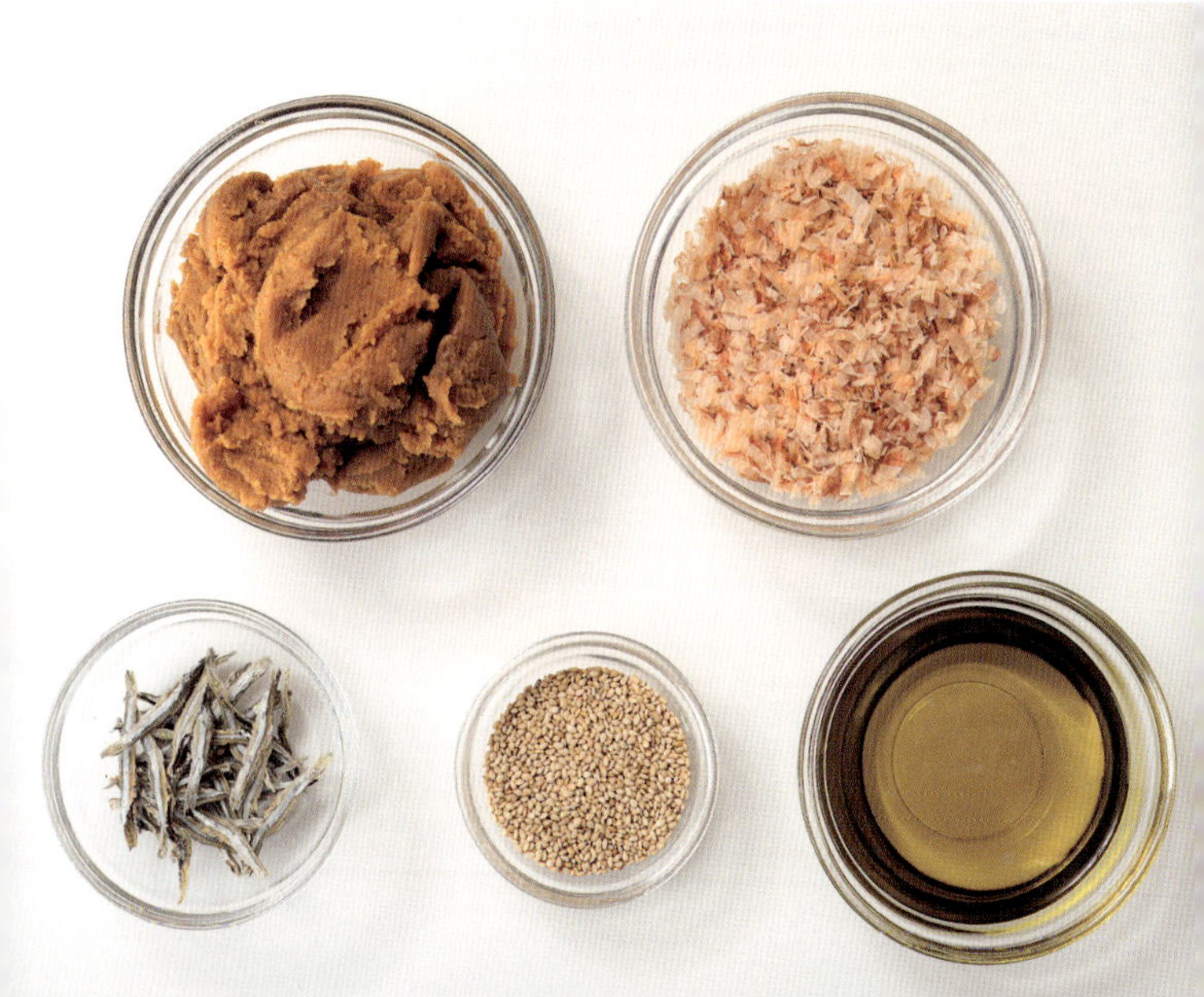

作り方

① ミキサーで粉砕する

じゃこ、かつおぶし、ごまはミルミキサーにかけて粉砕する。

② 材料をすべて混ぜる

オリーブオイル、①、みそをボウルに入れて混ぜ合わせる。

③ 完成！

なめらかになるまで混ぜたら完成。保存容器などに入れて冷蔵庫で保存する。

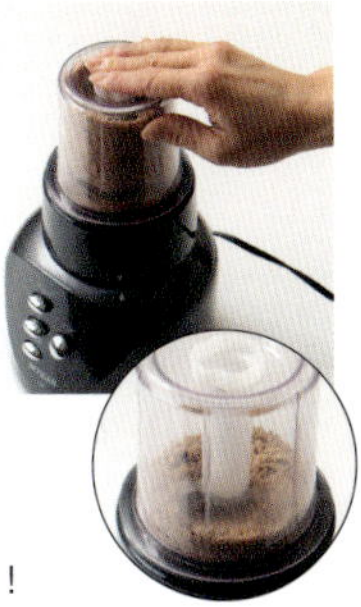

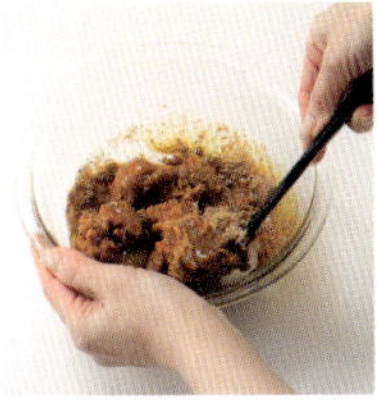

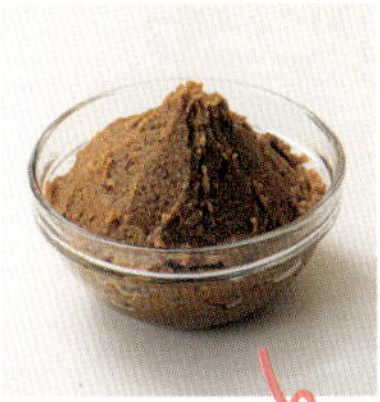

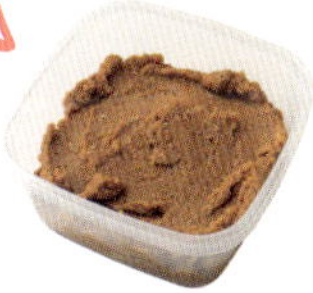

このまま冷凍してもOK！

1回分（2杯分）で

糖質 6.0g

カロリー 180kcal

※塩分4.4g、脂質13.2g、たんぱく質6.6g

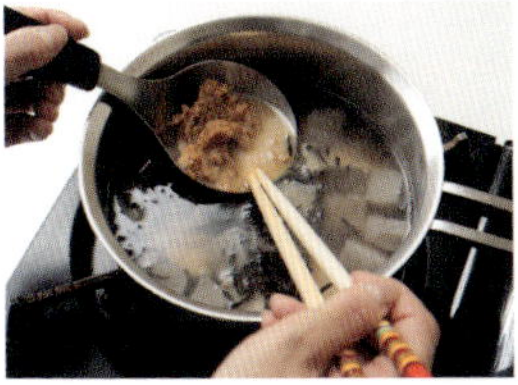

食べるときは

本書P.86～のレシピ以外にも、2杯分で水3カップ、「魔法のみそ」大さじ2と1/2の割合でおいしいみそ汁ができます。

最強の食べ方

1

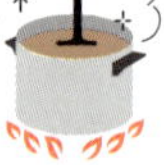

栄養満点な卵をプラス

みそ汁は「魔法のみそ」をベースに、糖質量の少ない好みの具材を色々と組み合わせて作れるのが魅力ですが、数ある食材の中でもとくにおすすめなのが良質なたんぱく質源である卵。卵が完全栄養食品といわれているのは、ビタミンCと食物繊維以外の栄養をすべて含むため。免疫力を高めるビタミンAや、新陳代謝を活発にするビタミンB群を含み、生活習慣病予防やアンチエイジングにも効果があるといわれ、美容や健康にも嬉しい食品です。

みそ汁はもちろんのこと、ほかのどんな食材と組み合わせてもおいしく食べられるので、今回紹介するレシピにプラスして手軽に栄養アップをはかりましょう。

また、卵を食べるうえで気になるのが、「コレステロールが多いので1日1個までにしましょう」という説。これが今まで常識として信じられてきましたが、実は誤りで食事のコレステロールと体内のコレステロール値は無関係という研究が発表されています。

美容にも健康にも嬉しい効果が!

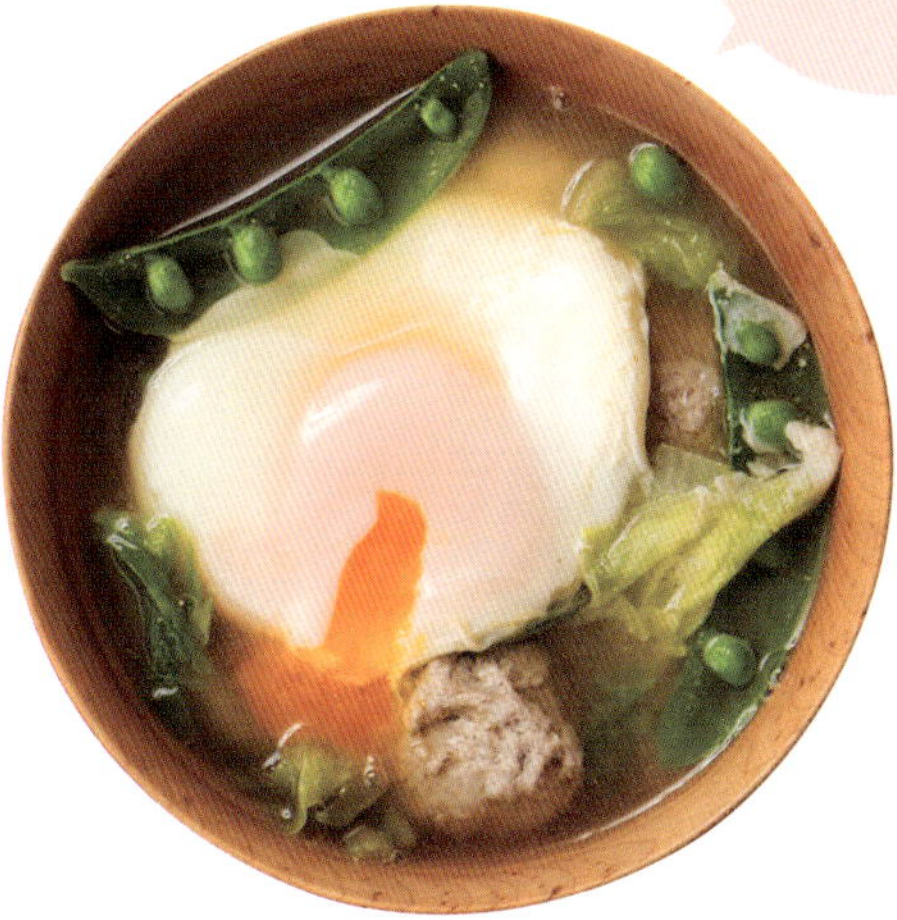

ポトンと落として
好みの硬さに
仕上げて

卵のいいところ

- トップクラスの栄養価の高さ
- 質のよいタンパク質源で美しい体をつくる
- 体内の毒素や老廃物を排出し、代謝をアップ
- 抗酸化作用をもち、アンチエイジングに効果的
- 脳を活性化させ、アルツハイマー病や認知症を予防
- 血管を拡張させて血圧を低下させる
- 血中コレステロールを抑制

最強の食べ方

2

魔法のみそ汁ダイエットのルール

魔法のみそ汁ダイエットには、３つのコースがありますが、どのコースも夜は必ず魔法のみそで作ったみそ汁を食べます。糖質量20ｇ以内ならおかわりしてもＯＫです。

夕食後はそれほど体を動かすことがないので、食事でとった糖質が消費されにくいタイミング。あまったブドウ糖は、肥満ホルモンインスリンによって脂肪となり、一日三食の中で一番蓄積されやすいのです。その夕食で糖質オフにするから、効果が現れるのが早いのです。それに、忙しくて夕食作りの時間が少なくても、みそ汁なら10分もあれば完成します。魔法のみそ汁だけだと５００kcal未満になる場合は、抵糖質のサラダなどをプラスしましょう。

１週間で効果が実感できるコースのほか、朝と昼は主食のごはんやパンを食べられるコースもあります。ただし、１日の目標糖質量を超えない範囲で、食材や料理を選ぶのがポイント。

１日に必要なエネルギー摂取基準を下回らないように気をつけましょう。

《ダイエットのルールはシンプル》

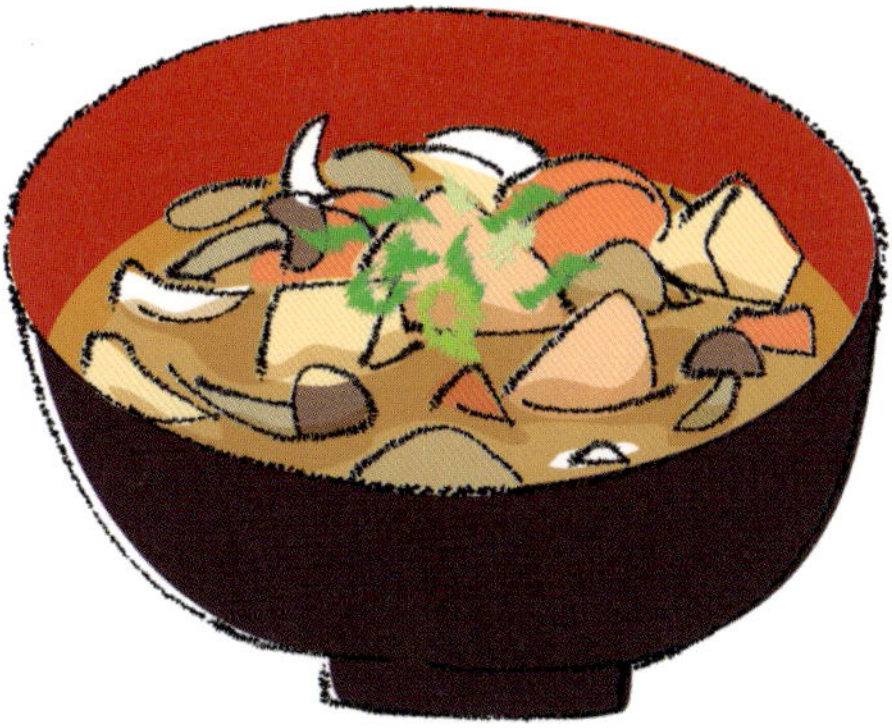

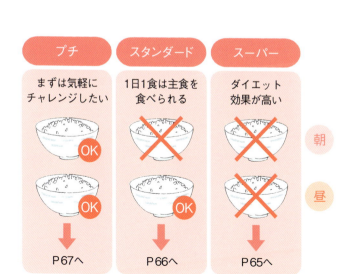

夜は必ず魔法のみそ汁を飲む

	プチ	スタンダード	スーパー
	まずは気軽にチャレンジしたい	1日1食は主食を食べられる	ダイエット効果が高い
朝	OK	×	×
昼	OK	OK	×
	P67へ	P66へ	P65へ

最強の食べ方 3

3つのコースでダイエット

魔法のみそ汁ダイエットは、ライフスタイルや目的によって、「スーパー糖質オフ」「スタンダード糖質オフ」「プチ糖質オフ」から選んで行います。3つのコースの大きな違いは、糖質の塊である主食を抜く回数です。

主食を一切食べないスーパー糖質オフは、2、3日から数日で体重が減り始めます。本気でやせたい人におすすめのコースです。糖質を抜くほどカロリー不足になりがちなので、低糖質の副菜を追加する、おやつにチーズやナッツを食べるなど、推定エネルギー必要量を満たすよう工夫しましょう。

スタンダード糖質オフは、1日1回糖質を少量食べて息抜きしながら、効果も比較的早く感じられるコースです。忙しい朝も主食を抜くだけなので、ラクに続けられます。

プチは、糖質オフしてみたいけれどいきなり全部主食を抜くことは難しそうという人にぴったり。気長に続けるといつのまにか体脂肪が減って、ベスト体重がキープできます。

一日も早く確実にやせたい!

スーパー糖質オフ

朝　糖質を控えた食事

昼　糖質を控えた食事

夜　魔法のみそ汁

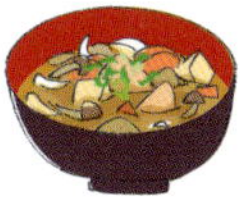

3食とも主食を抜くので、肥満ホルモンインスリンの多量分泌がなくなり、1週間目からダイエット効果を実感できます。糖質オフでもボリュームや満足感たっぷりの食事で楽しく続けましょう。
一日の糖質量は30 ～ 60ｇが理想的。

おすすめの人

・早く確実にダイエットしたい人
・糖尿病を改善したい人
・生活習慣病予防やアンチエイジングを目指す人

マイペースで効果も上げたい

スタンダード糖質オフ

朝　糖質を控えた食事

昼　糖質ありの食事

夜　魔法のみそ汁

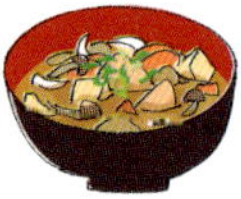

朝は主食を抜き、夜は魔法のみそ汁にします。1日1回自由に食べられるので、ストレスなく続けられます。スーパー糖質オフで目標を達成したらスタンダードでキープするのもよいでしょう。
一日の糖質量は70～100ｇを目標に。

おすすめの人

・昼は外食が多い人
・周りに知られずに糖質オフしたい人
・ランチで息抜きしたい人

無理なく長く続けたい

プチ糖質オフ

朝　糖質ありの食事

昼　糖質ありの食事

夜　魔法のみそ汁

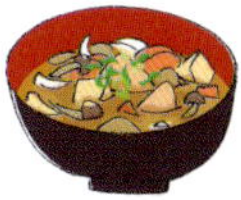

夜に魔法のみそ汁を食べるだけ、朝と昼は主食を食べてもOKなのでとっても簡単です。朝と昼は、野菜→たんぱく質→糖質の順で食べると、血糖値が上がりにくくなります。
一日の糖質量は110～130gに抑えて。

おすすめの人

・気軽に糖質オフしたい人
・現状キープしたい人
・健康管理や維持のために続けたい人

最強の食べ方 4

1週間チャレンジで体重計に乗るのが楽しくなる

魔法のみそ汁ダイエットは、効果を実感するのが早いのが特長です。現在の体重や、どのコースでトライするかにもよりますが、スーパー糖質オフコースなら、約2週間で脂肪燃焼体質に切り替わり、体重計に乗るのが楽しみになります。また、疲れにくくなった、よく眠れるなど、体調のよさを感じるようになります。そのためには、まずは最初の一週間、きっちりと糖質オフすることがポイントです。効果を実感してモチベーションアップや、さらなる体重減につなげましょう。

ただし、適用できない人や注意が必要な場合もあります。現在糖尿病の治療を受けている人は、絶対に自己判断で行ってはいけません。薬や注射との併用は、低血糖を起こすリスクがあるからです。肝硬変、すい炎、慢性腎臓病、長鎖脂肪酸代謝異常症、尿素サイクル異常症の場合もNG。糖尿病腎症の人や病気で療養中の人、機能性低血糖の人、体調に不安がある人は、主治医に相談してみてください。

続けるとこんな効果が…!

- スーパー糖質制限食だと
  2、3日から数日で体重が減り始める
- メタボ解消
- きれいな肌になる
- 髪にボリュームが出てツヤツヤになる
- 血流がアップして自然治癒力が増す
- 生活習慣病の予防や改善
- アレルギーの予防や改善
- アルツハイマーや
  ガンなどの病気の予防
- 精神が安定してポジティブになる

最強の
食べ方
5

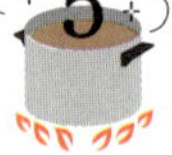

魔法のみそ汁おすすめ具材

魔法のみそ汁は、本書で取り上げたレシピのほか、糖質量が少ない食材ならなんでも自由に組み合わせられます。

スーパー糖質オフからプチ糖質オフまで、夜はみそ汁だけを食べるので、汁物というよりメイン料理と考えましょう。肉や魚、貝類、卵、チーズ、豆腐など、まずはエネルギー源となるたんぱく質や脂質をしっかり補える主役を決めます。そこに旬の野菜やきのこ類、海藻などを組み合わせれば、ビタミンやミネラル、食物繊維など、さまざまな栄養素をバランスよくとることができます。食材を大きめに切ると、食べ応えや満足感もアップします。

根菜類やいも類、カボチャなど糖質多めの食材も、メイン食材にするのではなくアクセントとして少量取り入れるならＯＫ。1食の糖質量が20gを超えなければよいのです。

75〜77ページで食材別の糖質チェック表を紹介しますので材料選びの参考にしてみてください。

《 みそ汁におすすめの食材 》

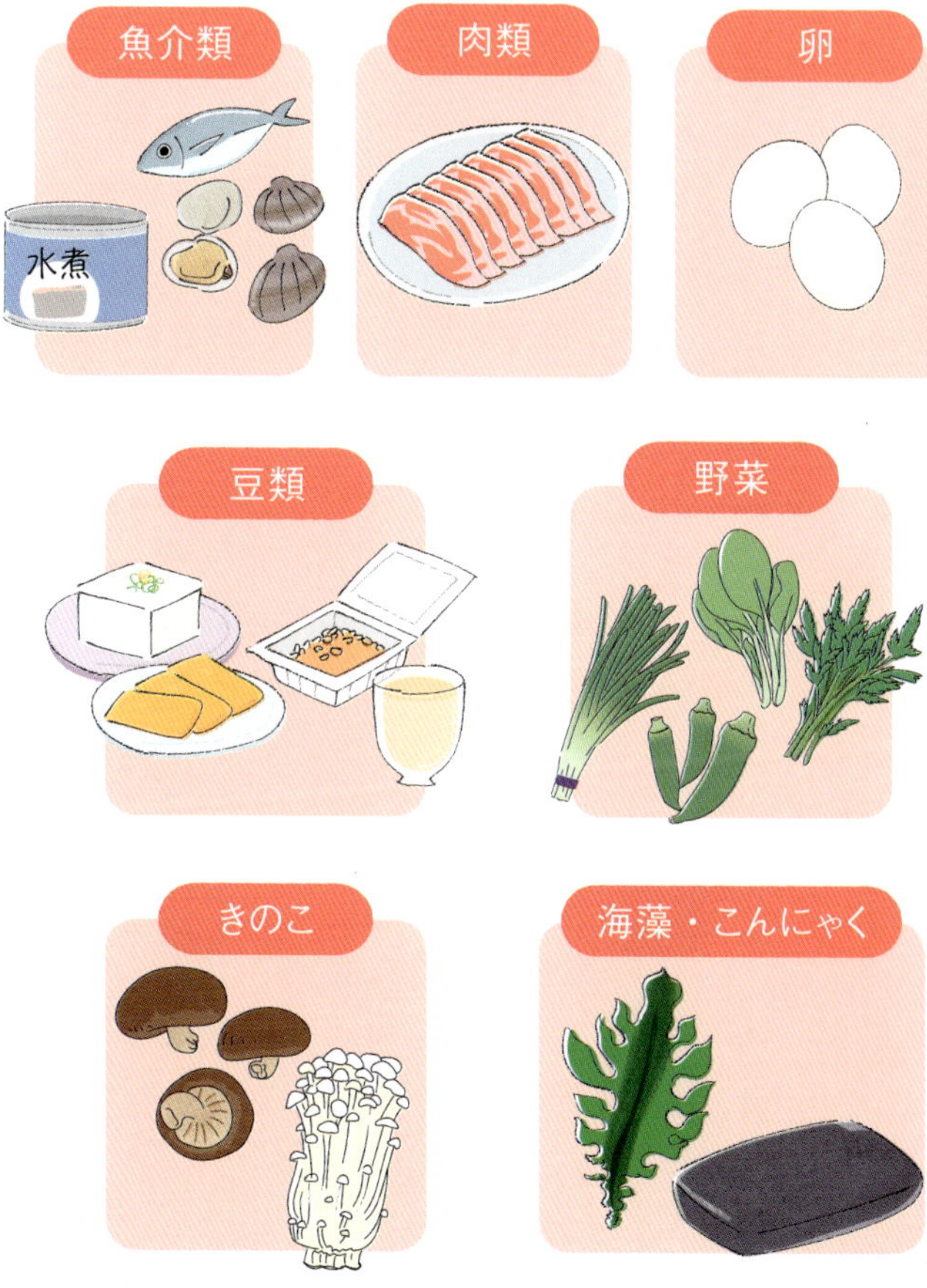
魚介類
水煮
肉類
卵
豆類
野菜
きのこ
海藻・こんにゃく

日常で気をつけたいこと 1

ランチや外食時のやせる食事

ランチなど自宅以外の食事でスムーズに糖質オフを続けるためには、ちょっとした工夫や知恵がいります。

定食は、メイン料理にボリュームのあるものを選んで、ライスやパンを残せば大丈夫。玄米や全粒粉のパンも所詮は糖質なので肥満ホルモンが出ます。人気のカレーライスは、ご飯が大盛りで具には糖質の多い根菜、ルウにも小麦粉が使われています。また、寿司のしゃりにも酢と砂糖が使われているのでご法度。うどんや蕎麦、パスタ、ラーメンなどの麺類やどんぶりもの、ピザなど一品で済ますのもＮＧです。

コンビニは、サラダチキンやゆで卵、おでん、お惣菜、糖質ゼロスイーツまで選択肢が広く、糖質量が表示されているものも多いので便利です。ときにはランチバイキングでちょっと贅沢に糖質オフするのもよい気分転換になります。糖質をとってしまったときは、食事スタートから30分後に2〜3キロの散歩をしましょう。肥満ホルモンをあまり増やさずにすみます。

《 これでやせる食事に！ランチタイムの工夫 》

定食屋の場合

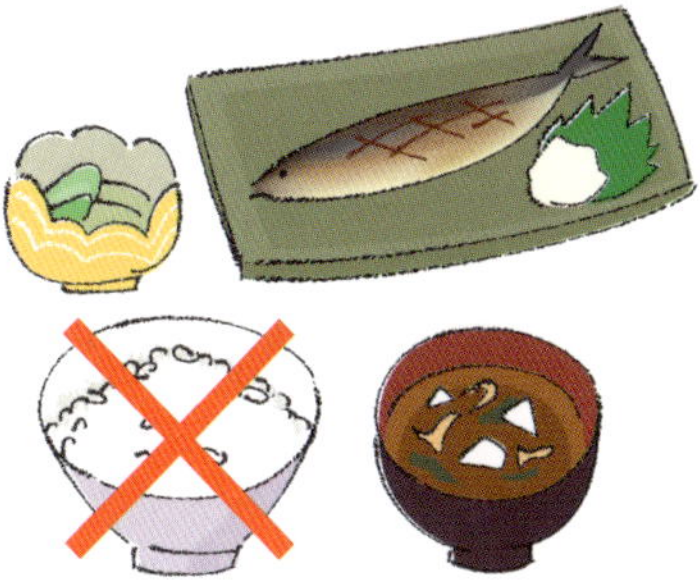

おかずや汁ものはしっかりと食べて、主食のごはんは残すか抜きで注文。

コンビニの場合

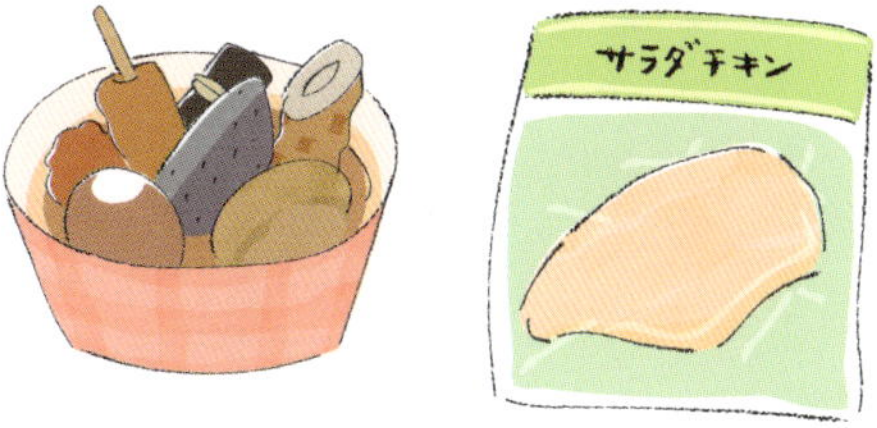

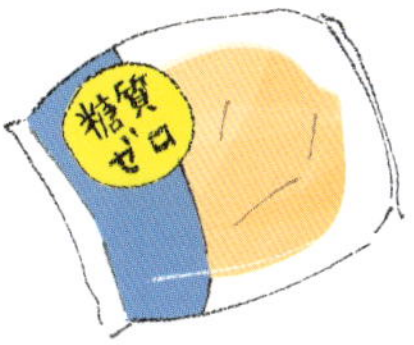

おでん、サラダチキン、低糖質のパンなど頼もしい商品が豊富にあるので、コンビニを使わない手はない！

日常で気をつけたいこと

2

食べていい食品、悪い食品

糖質オフしているのにやせない、効果が上がらないという場合は、無意識に糖質を食べている可能性大です。

たとえば「糖質オフだから、うどんはやめてそばにしている」という例。白米や小麦は白くていかにも糖質が多そうだけど、黒っぽいそばなら大丈夫と思うようですが、そばにも糖質はたっぷり含まれています。魚は良質なたんぱく源ですが、魚肉ソーセージやちくわ、はんぺんなどの加工食品は、つなぎや調味料の糖質に注意してください。サバの味噌煮やサンマのかば焼き、焼き鳥などの缶詰にも意外に多くの砂糖が使われています。甘い清涼飲料水はいかにも糖質が多そうですが、実は体によさそうな100%野菜ジュースにも12～14gほどの糖質が含まれています。牛乳をコップ一杯飲むと、それだけで約10gの糖質をとってしまうことに。

こういう落とし穴にはまらないために、こまめに糖質含有量の表をチェック。食事の糖質量がわかれば、努力の成果が早く表れます。

食材別糖質チェック表

食材の糖質量から糖質危険度を3つに分類しました。
みそ汁の具や普段の食事にも活用しましょう。

アイコン説明			
	糖質が少ないかほぼなし	若干糖質が多めのため控えめに	糖質多め! 控えること

野菜

	青じそ アスパラガス 枝豆 オクラ 貝割れ菜 かぶ カリフラワー 絹さや	キャベツ きゅうり 小松菜 さやいんげん サラダ菜 ししとう 春菊 しょうが	スナップエンドウ セロリ ぜんまい 大根 たけのこ チンゲン菜 冬瓜 長ねぎ なす	菜の花 にら 野沢菜 白菜 パセリ ピーマン ブロッコリー ほうれん草	みょうが もやし モロヘイヤ レタス わけぎ
	にんじん ごぼう 玉ねぎ	トマト トマトジュース	パプリカ ミニトマト		
	かぼちゃ くわい そら豆	とうもろこし ゆり根 れんこん	甘酢漬け ピクルスなど甘い味の漬け物 にんじんジュース		

肉

	牛肉　鶏肉 豚肉　羊肉 その他の肉加工品 (コンビーフ、生ハム、ハム、ベーコンなど)
	糖質が入った加工品
	味付け缶詰

魚

	魚類 貝類 いか えび	かに たこ 水煮缶詰 油漬け缶詰
	練り製品(蒸しかまぼこ、焼きちくわ、さつま揚げ、魚肉ソーセージ、はんぺん)	
	佃煮類 味付け缶詰	

豆類

	大豆 （ゆでたもの） 豆乳 （無調整）	大豆製品 （厚揚げ、がんもどき、油揚げ、豆腐、納豆、湯葉、わかめなど）
	大豆（炒り豆）	きな粉
	あずき いんげん豆（白いんげん豆、金時豆、うずら豆など）	

きのこ類

	えのきだけ エリンギ きくらげ しいたけ しめじ	なめこ ひらたけ まいたけ マッシュルーム まつたけ
	—	
	甘い佃煮 なめたけ（瓶詰）	

卵類

	うずら卵	鶏卵
	—	
	—	

乳製品

	チーズ バター	生クリーム
	牛乳 ヨーグルト（無糖）	
	ヨーグルト（加糖）	

果物

	アボカド	
	旬の果物	
	上記以外の果物 ドライフルーツ	シロップ漬け シロップ煮 ジャム ジュース

海藻類

	あらめ 昆布だし のり ひじき	わかめ 寒天 ところてん
	—	
	甘い佃煮 （のり、昆布の佃煮など）	

種実類

	かぼちゃの種 くるみ	ごま 松の実
	アーモンド ピーナッツ ピスタチオ ヒマワリの種 マカダミアナッツ	カシューナッツ ぎんなん とちの実 はすの実
	甘栗　栗 ピーナッツバター	

いも・でんぷん類

	こんにゃく	しらたき
	やまいも	
	さつまいも 里いも じゃがいも くず粉 くずきり	片栗粉 春雨 緑豆春雨 コンスターチ

嗜好飲料

	ウイスキー ウォッカ 焼酎 ジン ブランデー ラム	糖質0の発泡酒 コーヒー（砂糖なし） 紅茶（砂糖なし） 緑茶、麦茶 などのお茶
	赤ワイン	
	日本酒 ビール 発泡酒 白ワイン	紹興酒 梅酒 白酒

調味料

	塩 しょうゆ 酢	マヨネーズ みそ （白みそ、 田楽みそ以外）
	固形スープの素 だしの素	トマトピューレ
	ウスターソース オイスターソース トマトケチャップ とんかつソース チリソース	砂糖 酒粕 はちみつ ポン酢しょうゆ

菓子類

	—
	—
	砂糖の入った菓子類 （洋菓子、和菓子、 ゼリー、アイスクリームなど） スナック菓子 （ポテトチップなど） 米菓子（おかき、あられなど） 清涼飲料水 （ジュース、スポーツドリンクなど）

穀物

	—	
	パン粉 小麦粉で作った皮 （ぎょうざの皮、春巻きの皮、 シュウマイの皮など）	
	米（ごはん、 粥、もちなど） パン類 麺類	小麦粉 そば コンフレーク ビーフン

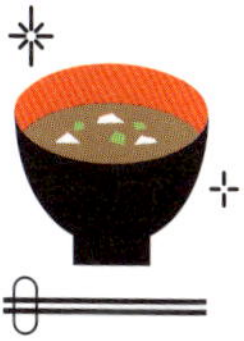

日常で気をつけたいこと 3

低カロリーになり過ぎない

今までの食事から糖質を減らすのですが、ともかく早くやせたいから、糖質オフのついでにカロリー制限もしてしまおうという欲張りダイエットはＮＧ。

基礎代謝は、健康に生きるために最低限必要なエネルギーです。これに近いような低カロリーの食生活を続けていると、体脂肪だけでなく大切な筋肉も燃やしてしまい、筋力が低下します。こうした無理なダイエットは長続きしないばかりか、挫折したとたんにリバウンド。おまけに筋肉を減らしてしまった体は体力も失い、以前より確実にやせにくい体質になります。

極端に大食いでなければ、糖質オフダイエットにカロリー制限は不要。厚生労働省のいう推定エネルギー必要量を目安にして、必要なカロリーは、たんぱく質や脂質で確実にとりましょう。脂肪酸を使える体に変われば、筋肉は維持したままベスト体重まで自然に減って、無理なくキープできるようになります。成功の秘訣はしっかり食べることなのです。

1日に必要なエネルギー量

男性

(kcal)

身体活動レベル	低い	普通	高い
15〜17才	2500	2850	3150
18〜29才	2300	2650	3050
30〜49才	2300	2650	3050
50〜69才	2100	2450	2800
70才	1850	2200	2500

女性

(kcal)

身体活動レベル	低い	普通	高い
15〜17才	2050	2300	2550
18〜29才	1650	1950	2200
30〜49才	1750	2000	2300
50〜69才	1650	1900	2200
70才	1500	1750	2000

「日本人の食事摂取基準」(2015年、厚生労働省)
推定エネルギー必要量/日

日常で気をつけたいこと

4

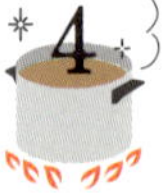

脂質はカロリーよりも質に注目

カロリー重視のダイエットでは、目の敵にされていた脂質。糖質オフでは、質のよいあぶらを賢く選んでキレイやせの味方にします。

おすすめなのは、魔法のみそ汁のみそにも使われているエキストラバージンオリーブオイル。オレイン酸（一価不飽和脂肪酸）は、動脈硬化の予防やコレステロール値の改善、さらに美肌にも効果的。加熱にも強く、どんな料理にも使えるという長所もあります。アーモンドオイルもオレイン酸です。もうひとつは、えごま油、アマニ油やクルミ、魚油などのα-リノレン酸（n-3系脂肪酸）。血行を促進し、アレルギーや炎症を防ぐ働きがあります。熱に弱いので、本書で紹介するドレッシングのような使い方がおすすめです。

気をつけたいのは、調合油（サラダ油）、コーン油、べにばな油などリノール酸（n-6系脂肪酸）の油。とり過ぎるとアレルギー疾患や血栓症を引き起こします。また、マーガリンやショートニングに含まれるトランス脂肪酸の過剰摂取も、アレルギーや動脈硬化のリスクを高めます。

OK

α-リノレン酸

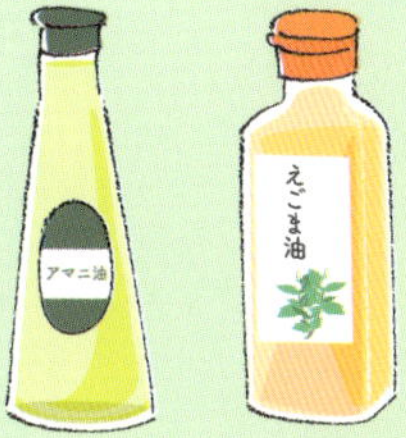

アマニ油　えごま油

オレイン酸

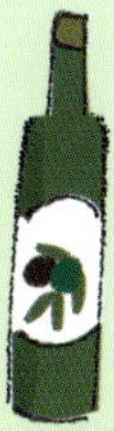

オリーブオイル

注意

トランス脂肪酸

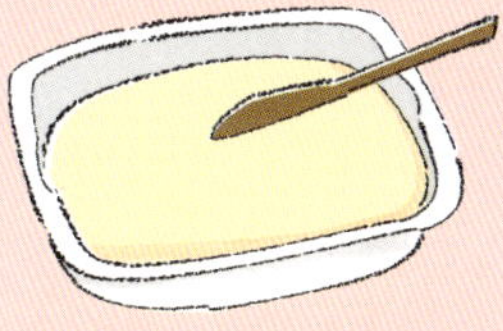

マーガリン

リノール酸

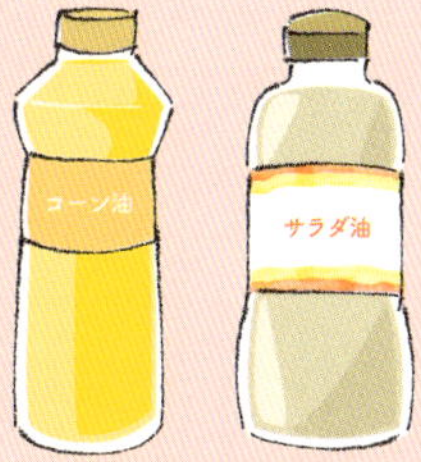

コーン油　サラダ油

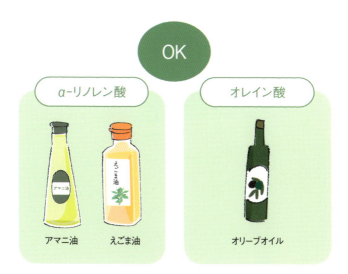

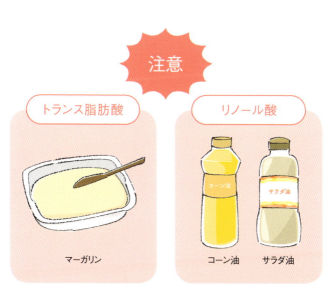

日常で気をつけたいこと

5

糖質オフ十ケ条

一、糖質の摂取を減らす。可能なら一回の食事の糖質量は２０ｇ以下とする。

二、糖質制限した分、タンパク質や脂質が主成分の食品は充分量食べる。

三、やむを得ず主食を摂るときは少量とする。

四、水、番茶、麦茶、ほうじ茶などゼロカロリー飲料はＯＫ。果汁、清涼飲料水はＮＧ。

五、糖質含有量の少ない野菜、海草、茸類はOK。果物は少量にとどめる。

六、オリーブオイルや魚油（EPA、DHA）は積極的に摂り、リノール酸を減らす。

七、マヨネーズ（砂糖無しのもの）やバターもOK。

八、お酒は蒸留酒（焼酎、ウィスキーなど）、糖質ゼロ発泡酒はOK。辛口ワインも適量OK。醸造酒（ビール、日本酒など）は控える。

九、間食やおつまみはチーズ類やナッツ類を中心に適量摂る。菓子類、ドライフルーツはNG。

十、可能なら化学合成添加物の入っていない安全な食品を選ぶ。

レシピの見方

P.58～59の魔法の
みそを使用してください

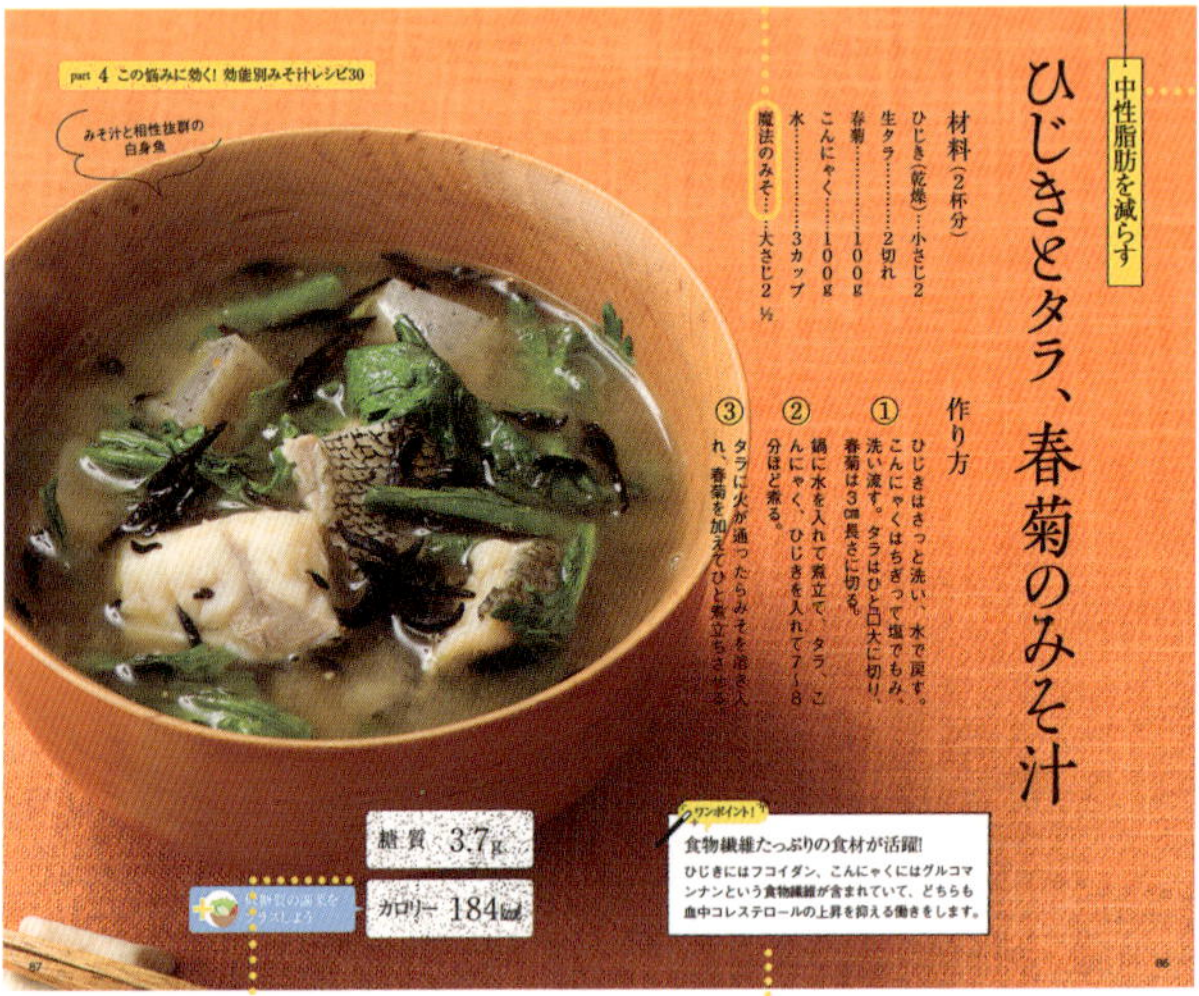
part 4 この悩みに効く！ 効能別みそ汁レシピ30
みそ汁と相性抜群の
白身魚
中性脂肪を減らす
ひじきとタラ、春菊のみそ汁
材料（2杯分）
ひじき（乾燥）…小さじ2
生タラ…………2切れ
春菊……………100g
こんにゃく……100g
水………………3カップ
魔法のみそ……大さじ2½
作り方
① ひじきはさっと洗い、水で戻す。こんにゃくはちぎって塩でもみ、洗い流す。タラはひと口大に切り、春菊は3㎝長さに切る。
② 鍋に水を入れて煮立て、タラ、こんにゃく、ひじきを入れて7～8分ほど煮る。
③ タラに火が通ったらみそを溶き入れ、春菊を加えてひと煮立ちさせる。
ワンポイント！

食物繊維たっぷりの食材が活躍！

ひじきにはフコイダン、こんにゃくにはグルコマンナンという食物繊維が含まれていて、どちらも血中コレステロールの上昇を抑える働きをします。

糖質 3.7g
カロリー 184kcal

みそ汁の効能

1杯分の糖質量とカロリー

主に使われている食材のポイントや調理のコツ

表記について

- 計量の単位は1カップ＝200mℓ、大さじ1＝15mℓ、小さじ1＝5mℓです。
- 特に表記のない場合、食材を洗う、皮をむくなどの下準備を済ませてからの手順を説明しています。
- 火加減は特に表記のない場合を除き、中火にしています。家庭用のコンロ、IHヒーターなどの機種によって火力、出力が異なる場合がありますので、とくに肉を扱う料理は火の通りを実際に確認してください。

part 4

この悩みに効く！ 効能別みそ汁レシピ30

便秘解消、むくみ改善、ツヤ肌や美髪、アンチエイジングなどに特に効果のあるみそ汁レシピをご紹介します。みそはすべて58～59ページのものを使いましょう。

中性脂肪を減らす

ひじきとタラ、春菊のみそ汁

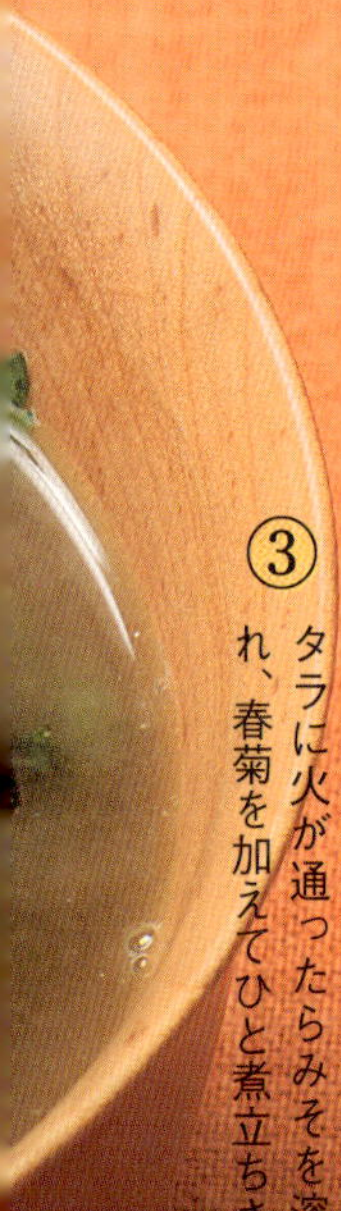

材料（2杯分）

ひじき（乾燥）……小さじ2
生タラ……2切れ
春菊……100g
こんにゃく……100g
水……3カップ
魔法のみそ……大さじ2½

作り方

① ひじきはさっと洗い、水で戻す。こんにゃくはちぎって塩でもみ、洗い流す。タラはひと口大に切り、春菊は3㎝長さに切る。

② 鍋に水を入れて煮立て、タラ、こんにゃく、ひじきを入れて7～8分ほど煮る。

③ タラに火が通ったらみそを溶き入れ、春菊を加えてひと煮立ちさせる。

ワンポイント！

食物繊維たっぷりの食材が活躍！

ひじきにはフコイダン、こんにゃくにはグルコマンナンという食物繊維が含まれていて、どちらも血中コレステロールの上昇を抑える働きをします。

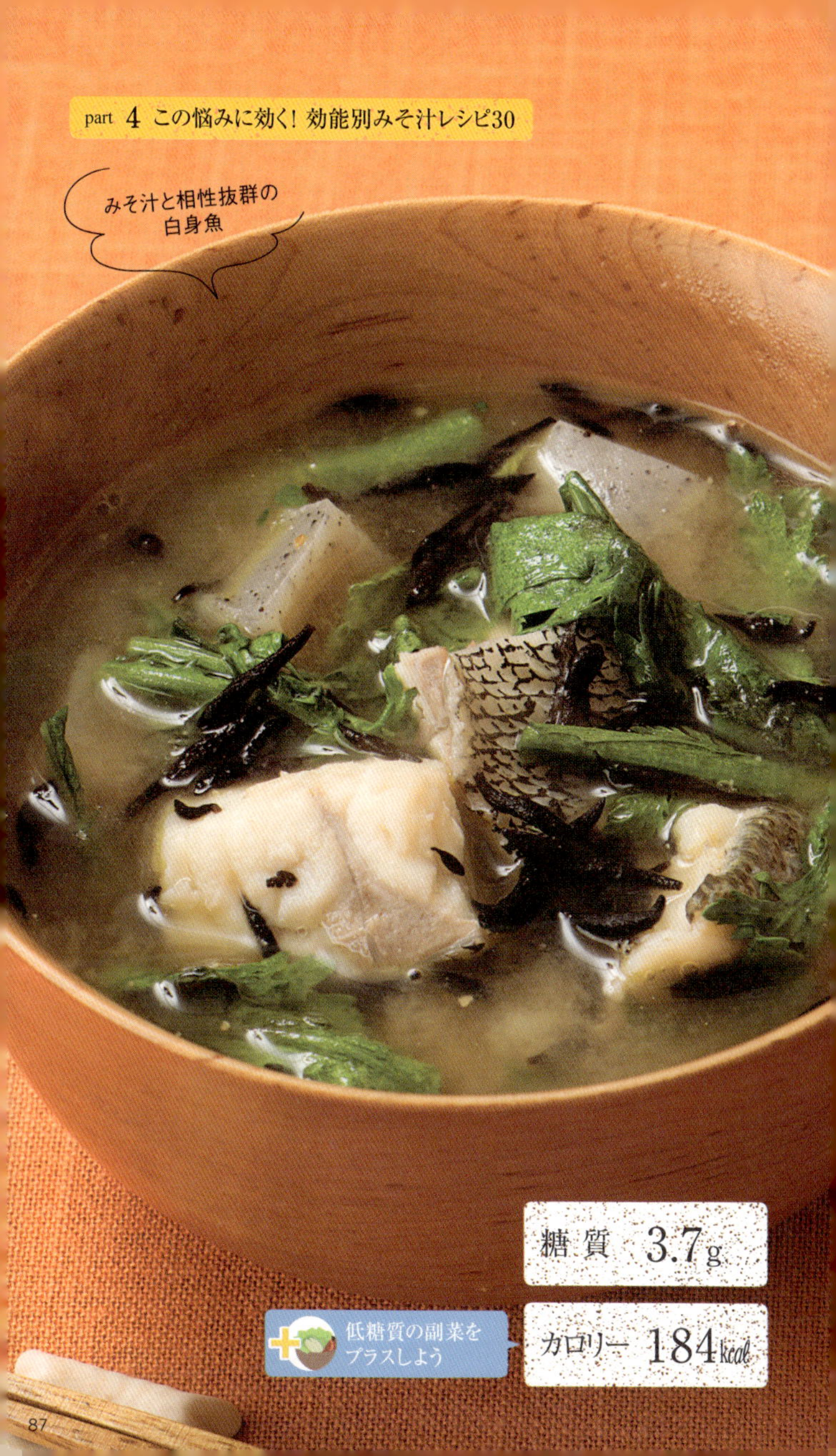

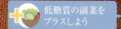

みそ汁と相性抜群の
白身魚

糖質 3.7g

カロリー 184kcal

低糖質の副菜を
プラスしよう

中性脂肪を減らす

豚肉ともやし、しいたけのおから汁

材料（2杯分）

豚薄切り肉……150g
もやし……150g
しいたけ……4枚
おから……60g
水……3カップ
魔法のみそ……大さじ2½

作り方

① 豚肉はひと口大に切り、しいたけは軸を取っていちょう切りにする。

② 鍋に水を入れて煮立て、豚肉、しいたけ、もやしを入れて5分ほど煮る。

③ 豚肉に火が通ったらおから、みそを溶き混ぜ、ひと煮立ちさせる。

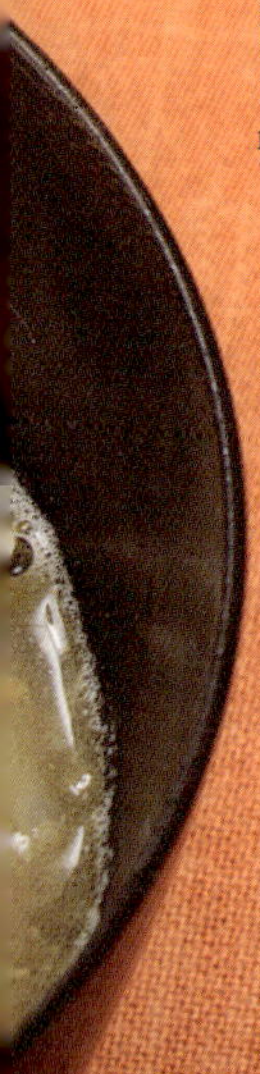

ワンポイント！

ダイエット中に積極的にとりたい

きのこ類やおからは老廃物を排出する食物繊維が豊富なので、積極的に食べたい食材。また、豚肉で良質なたんぱく質を補って栄養満点の一杯に。

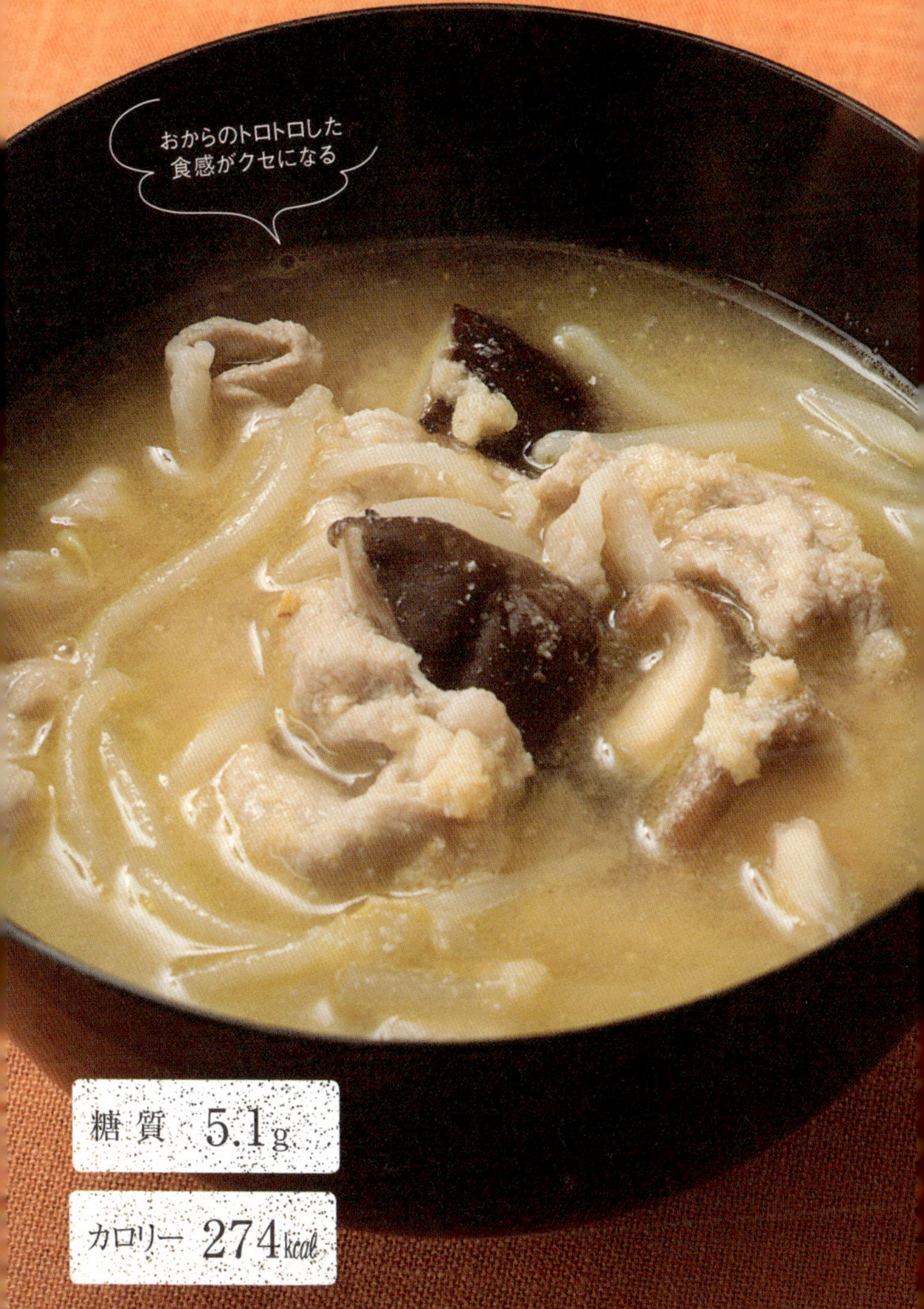

糖質 5.1g

カロリー 274kcal

便秘を解消する

洋風ポトフ風みそ汁

材料（2杯分）

- ウインナー……6本
- 玉ねぎ……½個
- キャベツ……2枚
- エリンギ……1パック
- 水……3カップ
- 魔法のみそ……大さじ2½

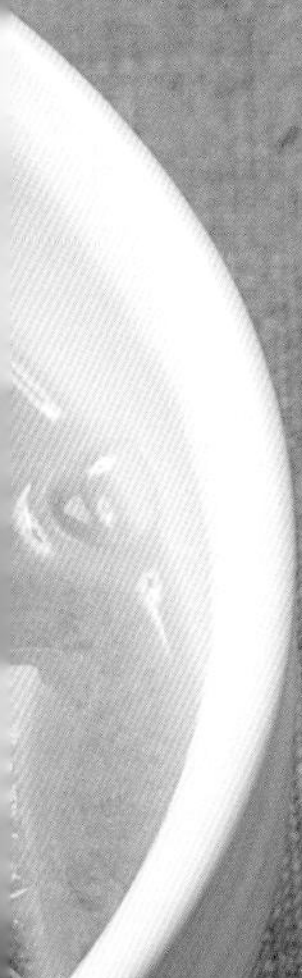

大きめに切った具材で
食べ応え満点

糖質　10.2g

カロリー　269kcal

ワンポイント！

2つの食物繊維で腸をキレイに

キャベツには、腸内でやわらかい便を作る働きがある水溶性食物繊維が、エリンギには水分を吸い込んでふくらみ、腸を刺激して排便を促す不溶性食物繊維が多く含まれています。

作り方

① ウインナーは斜めに切れ目を入れ、玉ねぎはくし形切り、キャベツは大きめに切る。エリンギは軸を輪切りに、かさをくし形切りにする。

② 鍋に水を入れて煮立て、キャベツ、玉ねぎ、エリンギを入れてふたをする。沸騰したら弱火にして具材が柔らかくなるまで10分ほど煮る。

③ ウインナーを加えてさっと煮てみそを溶き混ぜ、ひと煮立ちさせる。

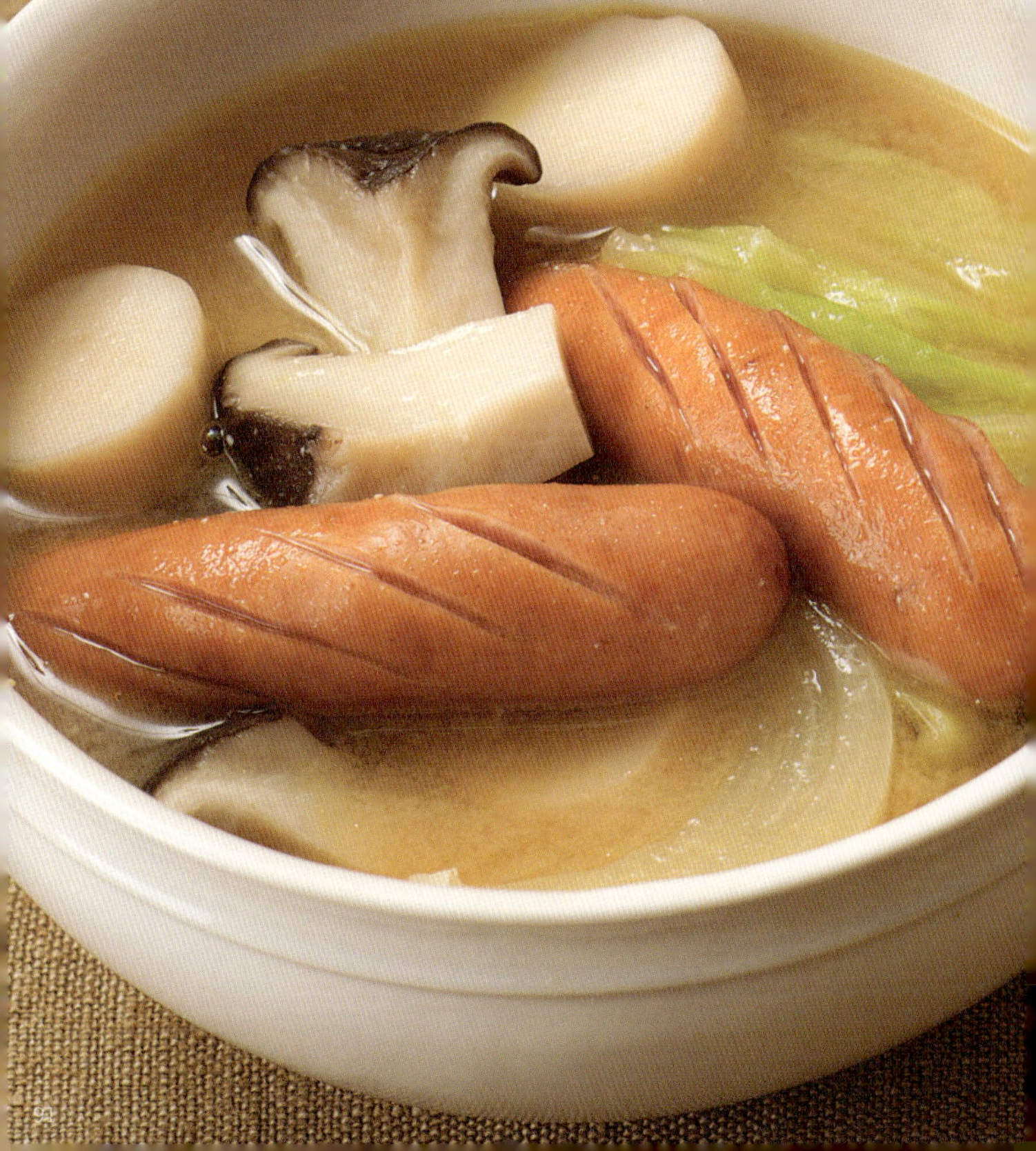

便秘を解消する

もずくとごぼう、豚肉のみそ汁

材料（2杯分）

- もずく（味のついていないもの）……150g
- ごぼう……80g
- 豚薄切り肉……150g
- 水……3カップ
- 魔法のみそ……大さじ2 1/2
- 万能ねぎ……5本

作り方

① もずくは洗って食べやすく切り、ごぼうはささがきにして水にさらす。豚肉はひと口大に切る。

② 鍋に水を入れて煮立て、ごぼう、豚肉を入れて7～8分ほど煮る。

③ 豚肉に火が通ったらみそを溶き混ぜ、もずく、2cmに切った万能ねぎを加えてひと煮立ちさせる。

ワンポイント！

食物繊維は水分と一緒にとりたい

食物繊維の多い食材は水分と一緒にとることで効率的に働くため、みそ汁との相性は抜群。また、食物繊維とともに腸を活性化する脂質も豚肉で補いましょう。

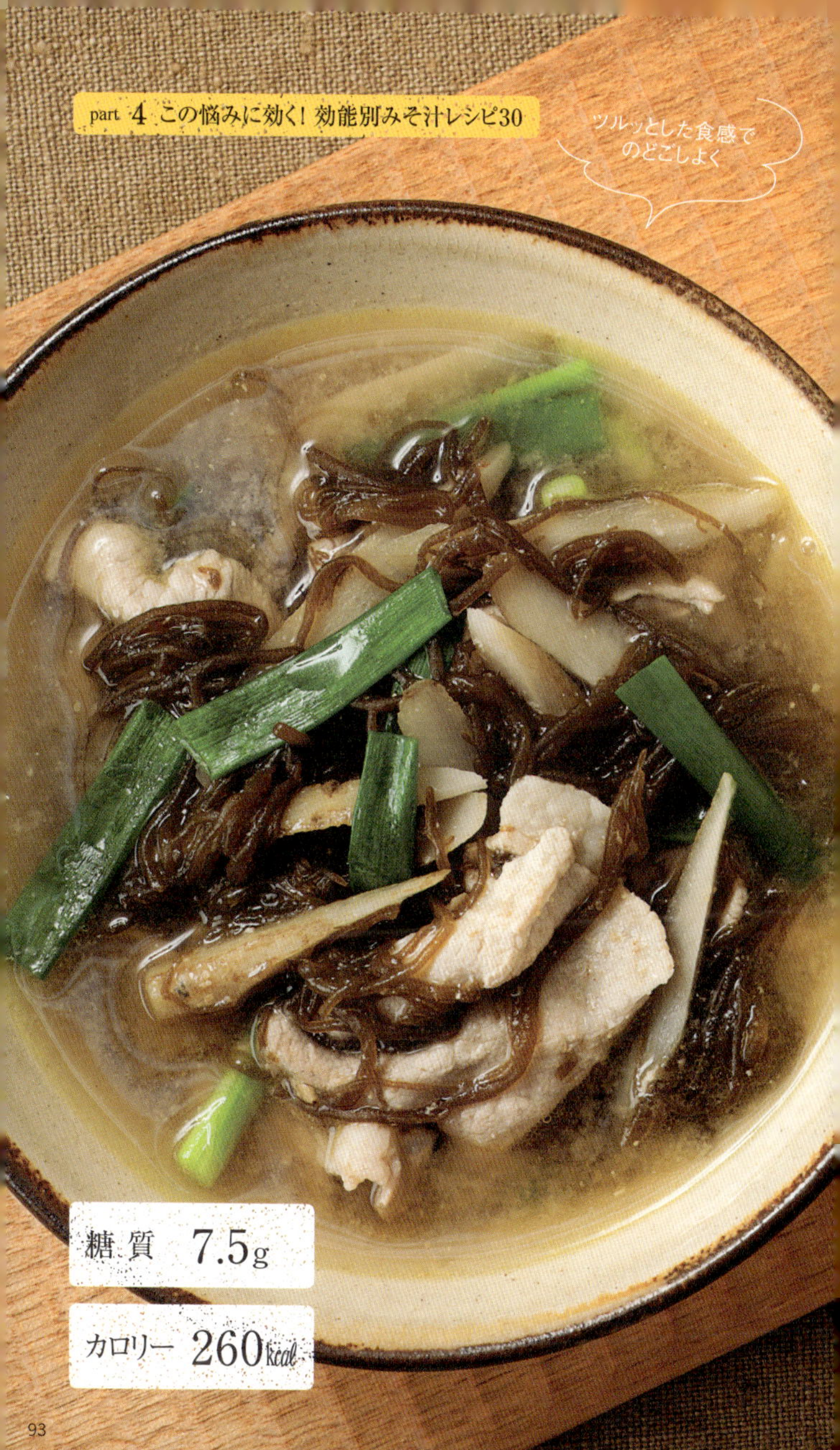

糖質 7.5g

カロリー 260kcal

むくみ改善

カツオとたけのこのわかめみそ汁

材料（2杯分）

- カツオ……150g
- たけのこ（ゆで）……150g
- わかめ……10g
- 水……3カップ
- 魔法のみそ……大さじ2½
- 七味唐辛子……少々

七味のピリリとした辛さが効いている

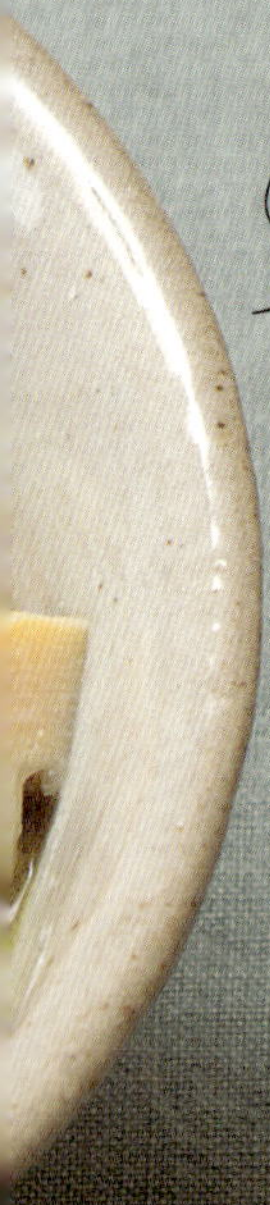

糖質	5.0g
カロリー	238kcal

低糖質の副菜をプラスしよう

ワンポイント！

カリウムでむくみ解消

たけのこに含まれるカリウムは、体内の水分量を適切に調整する役割があり、むくみの原因である余分なナトリウムを排出してくれます。

作り方

① カツオは薄切りにし、たけのこは穂先をくし形切りに、根元を半月またはイチョウ切りにする。わかめは塩を洗い、固めに戻してひと口大に切る。

② 鍋に水を入れて煮立て、カツオ、たけのこを入れて7〜8分ほど煮る。

③ みそを溶き入れ、わかめを加えてひと煮立ちさせる。器に盛り、七味唐辛子をふる。

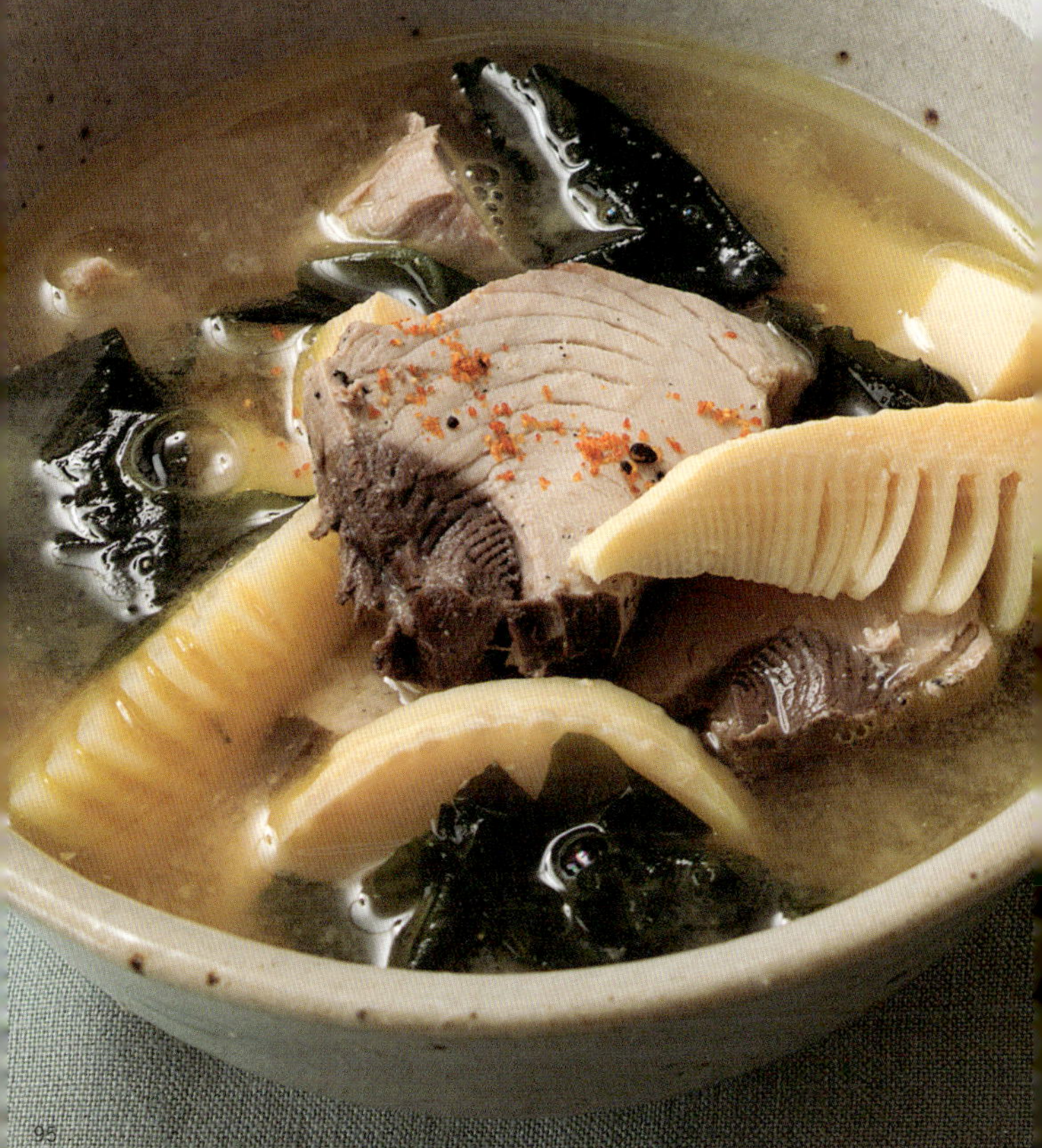

むくみ改善

アボカド、豆腐、サラダ菜のトマトみそ汁

材料（2杯分）

- アボカド……小1個
- 木綿豆腐……1/2丁
- サラダ菜……1/2個（80g）
- トマトジュース（無塩）……小1缶
- 水……2カップ
- 魔法のみそ……大さじ2 1/2

作り方

① アボカドはひと口大の乱切りにする。豆腐は角切り、サラダ菜は大きめにちぎる。

② 鍋に水、トマトジュースを入れて煮立て、みそを溶き混ぜ、豆腐、アボカドを加えて2分ほど煮る。

③ 仕上がりにサラダ菜を加えてさっと煮る。

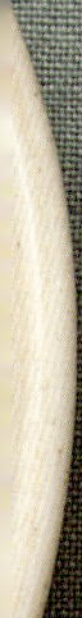

ワンポイント！

アボカドでデトックス効果

栄養価の高いアボカドは腸内環境を整えたり、余分なナトリウムを尿から排出します。また、塩分のとりすぎはむくみの原因になるため、トマトジュースは無塩のものを使いましょう。

トマトの酸味とアボカドの
コクがマッチ！

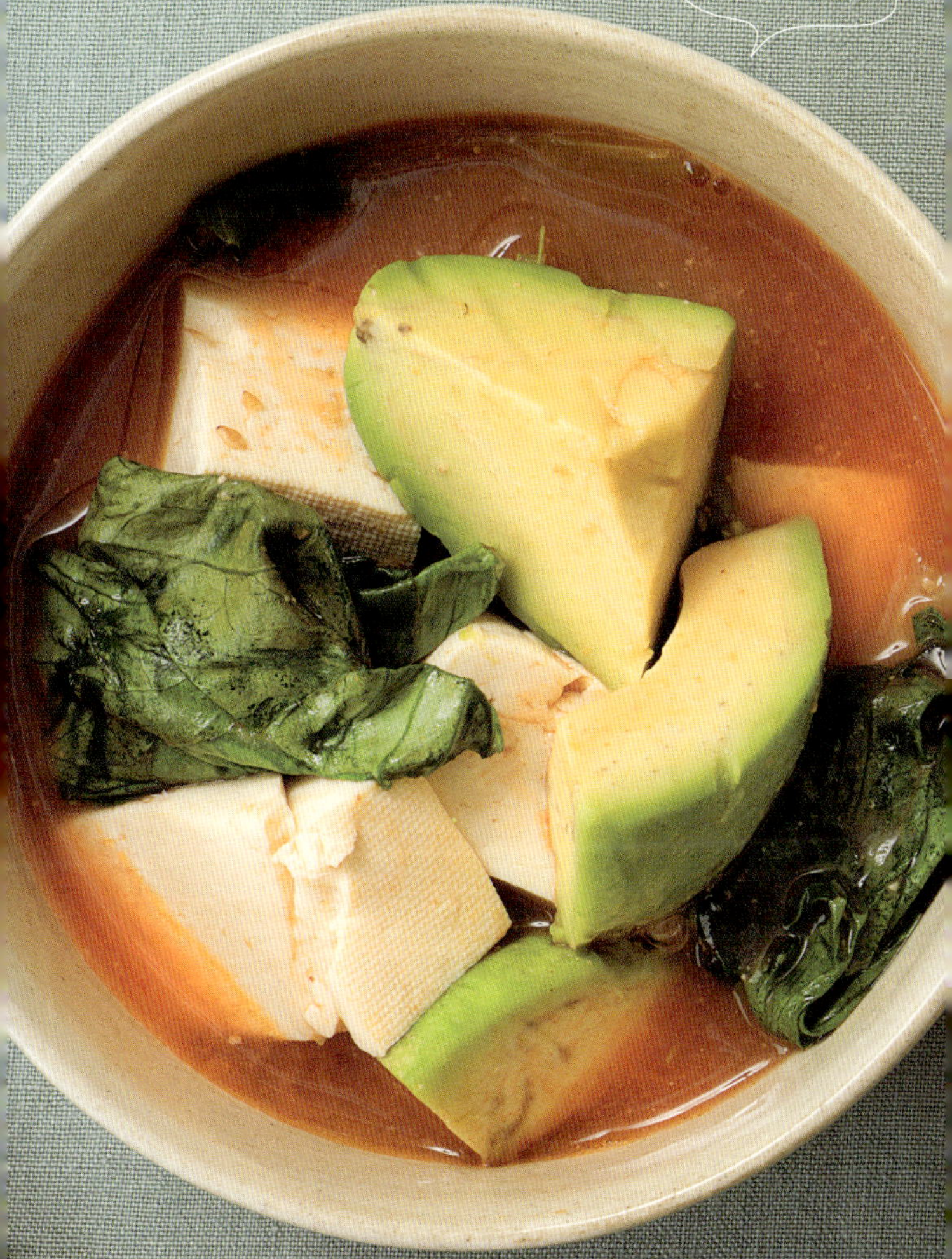

糖質 8.1g

カロリー 297kcal

肌ツヤをアップ

えびとトマト、オクラのカレーみそ汁

材料（2杯分）

- えび……10本（200g）
- トマト……小1個
- オクラ……6本
- カレー粉……小さじ½
- 水……3カップ
- 魔法のみそ……大さじ2½

ほんのりスパイシーな味わい

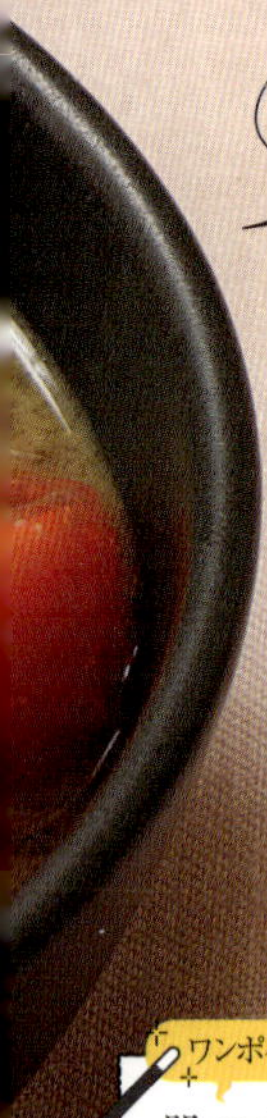

糖質	6.9g
カロリー	203kcal

低糖質の副菜をプラスしよう

ワンポイント！

肌の老化を防ぐ食材に注目

えびは細胞の老化を防ぐビタミンEや、疲労回復効果のあるタウリンを含み美容に役立ちます。また、トマトに含まれる強力な抗酸化作用が美しい肌をキープ。

作り方

① えびは背ワタを取って殻をむき、トマトはヘタを取り乱切りにする。オクラは表面を塩（分量外）でこすり、さっと洗って乱切りにする。

② 鍋に水を入れて煮立て、えびを入れてさっと煮る。

③ みそを溶き入れ、カレー粉、トマト、オクラを加えてひと煮立ちさせる。

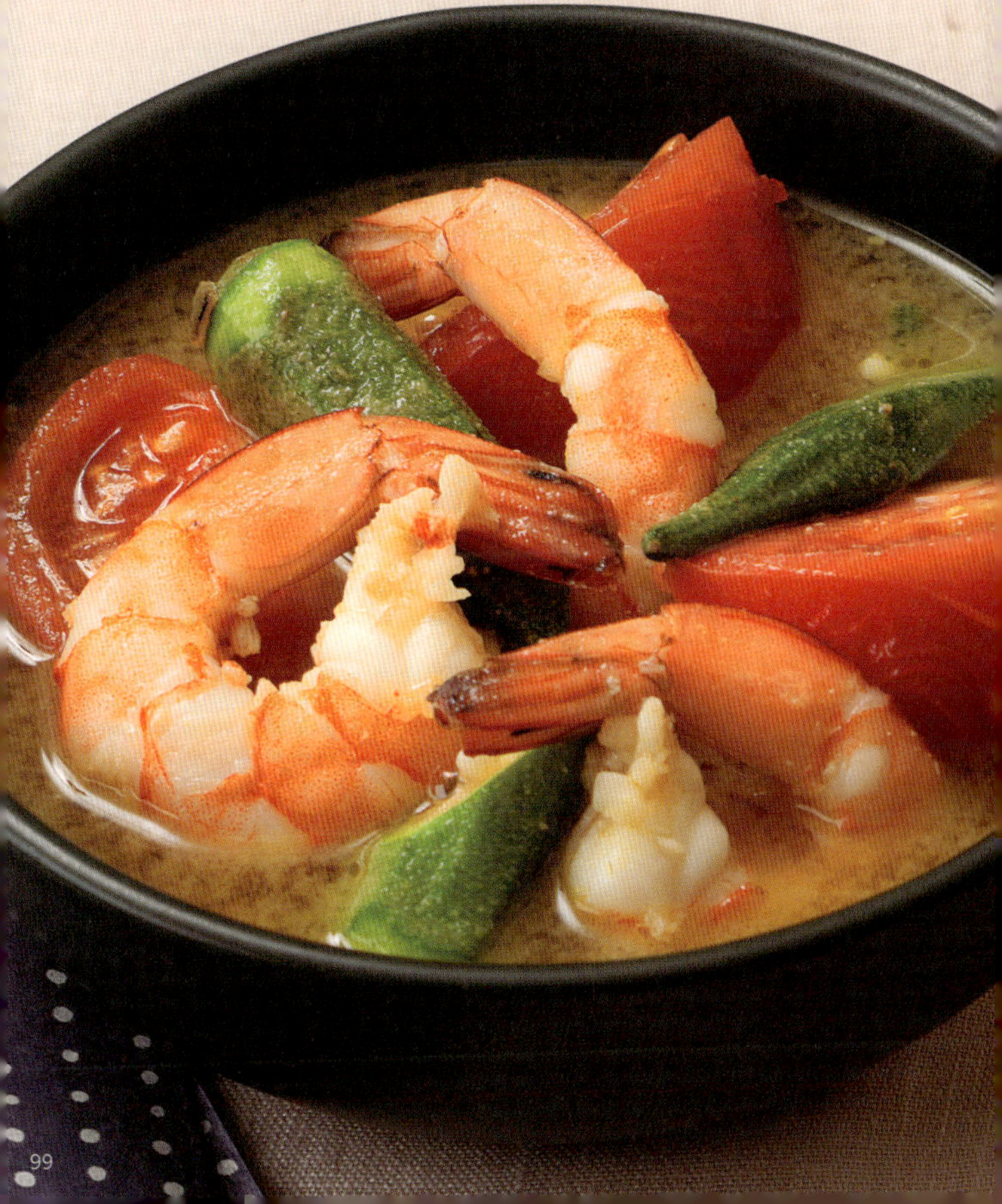

肌ツヤをアップ

ピーマンと手羽先のみそ汁

材料(2杯分)

- ピーマン……2個
- 手羽先……6本
- しめじ……½パック
- にんじん……⅓本(60g)
- 水……3½カップ
- 魔法のみそ……大さじ2½

美肌に役立つ食材が
豊富に含まれています

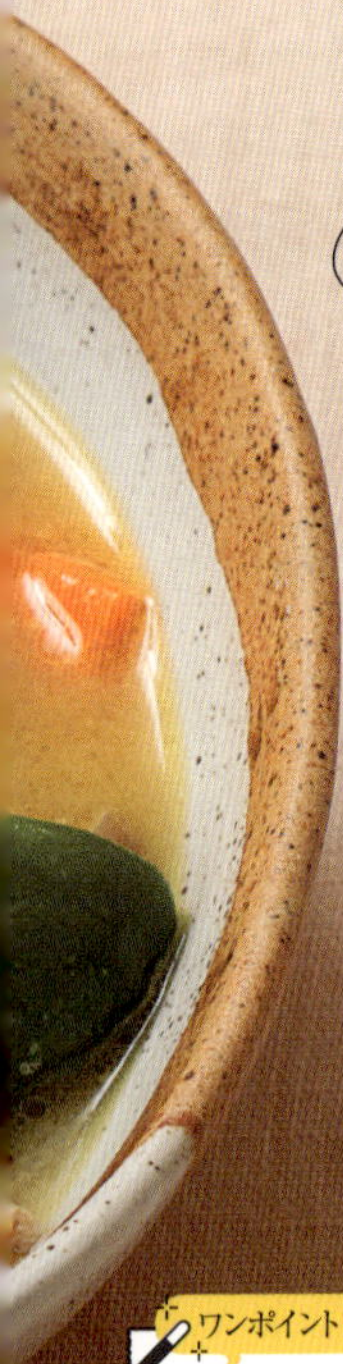

糖質	6.3g
カロリー	317kcal

ワンポイント!

手羽先のコラーゲンでツヤ肌に

良質なたんぱく質でビタミンAを豊富に含む手羽先は、美容に嬉しいコラーゲンもたっぷり。みそ汁ならスープに溶けたエキスごといただけます。

作り方

① ピーマンは縦半分に切って種を取り、さらに縦半分に切る。しめじは小房に分け、にんじんは皮をむいて短冊切りにする。

② 鍋に水、手羽先を入れ、ふたをして火にかけ、沸騰したら弱火で15分ほど煮る。

③ にんじん、しめじを加えてさらに5分ほど煮て、みそを溶き入れ、ピーマンを加えてひと煮立ちさせる。

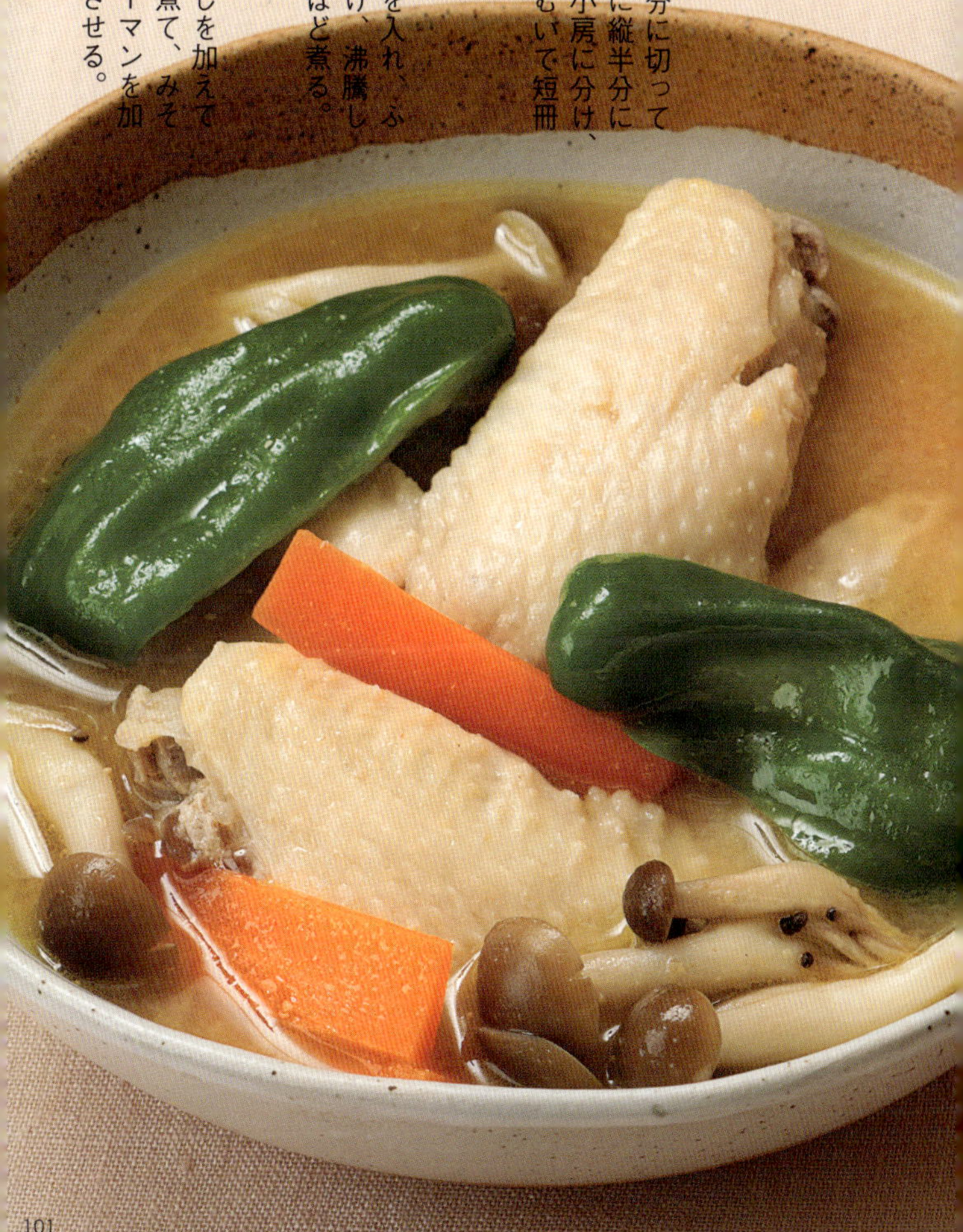

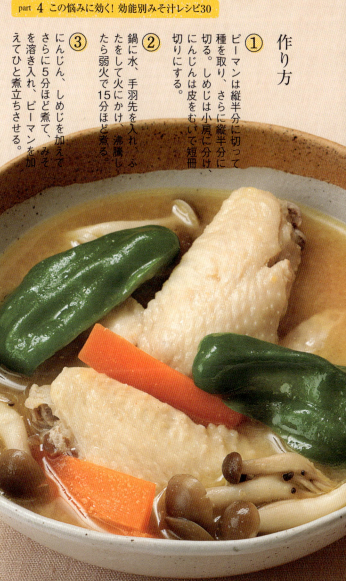

美髪・抜け毛予防

カキとかぶのゆず風味みそ汁

材料（2杯分）

- カキ……200g
- かぶ……2個
- かぶの葉……100g
- 水……3カップ
- 魔法のみそ……大さじ2½
- ゆずの皮（千切り）……少々

カキから出た旨みごといただけます

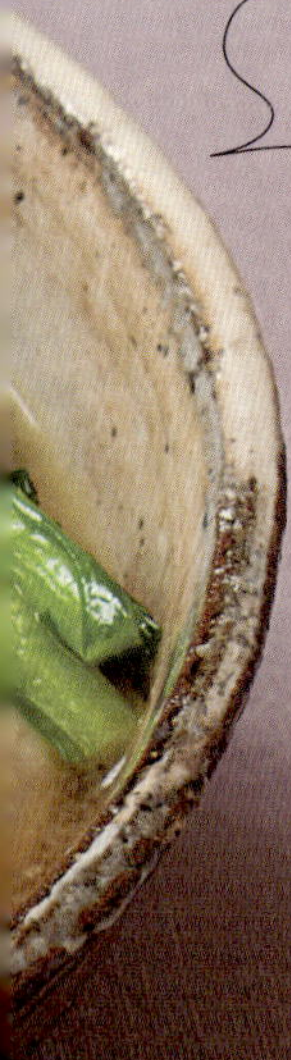

糖質	9.2g
カロリー	175kcal

低糖質の副菜をプラスしよう

ワンポイント！

ビタミン・ミネラルたっぷりのカキ

美髪を保つためには良質なタンパク質とビタミン、ミネラルをバランスよくとる必要があります。また、カキに含まれる亜鉛は髪の成長を促します。

作り方

① かぶは皮をむいてくし形に切り、葉は3㎝に切る。カキはよく洗って水気をきる。

② 鍋に水、かぶを入れ、ふたをして火にかける。沸騰したら弱火にして、柔らかくなるまで煮る。

③ カキ、かぶの葉を加え、さっと煮て、みそを溶き入れてひと煮立ちさせる。器に盛り、ゆずの皮を添える。

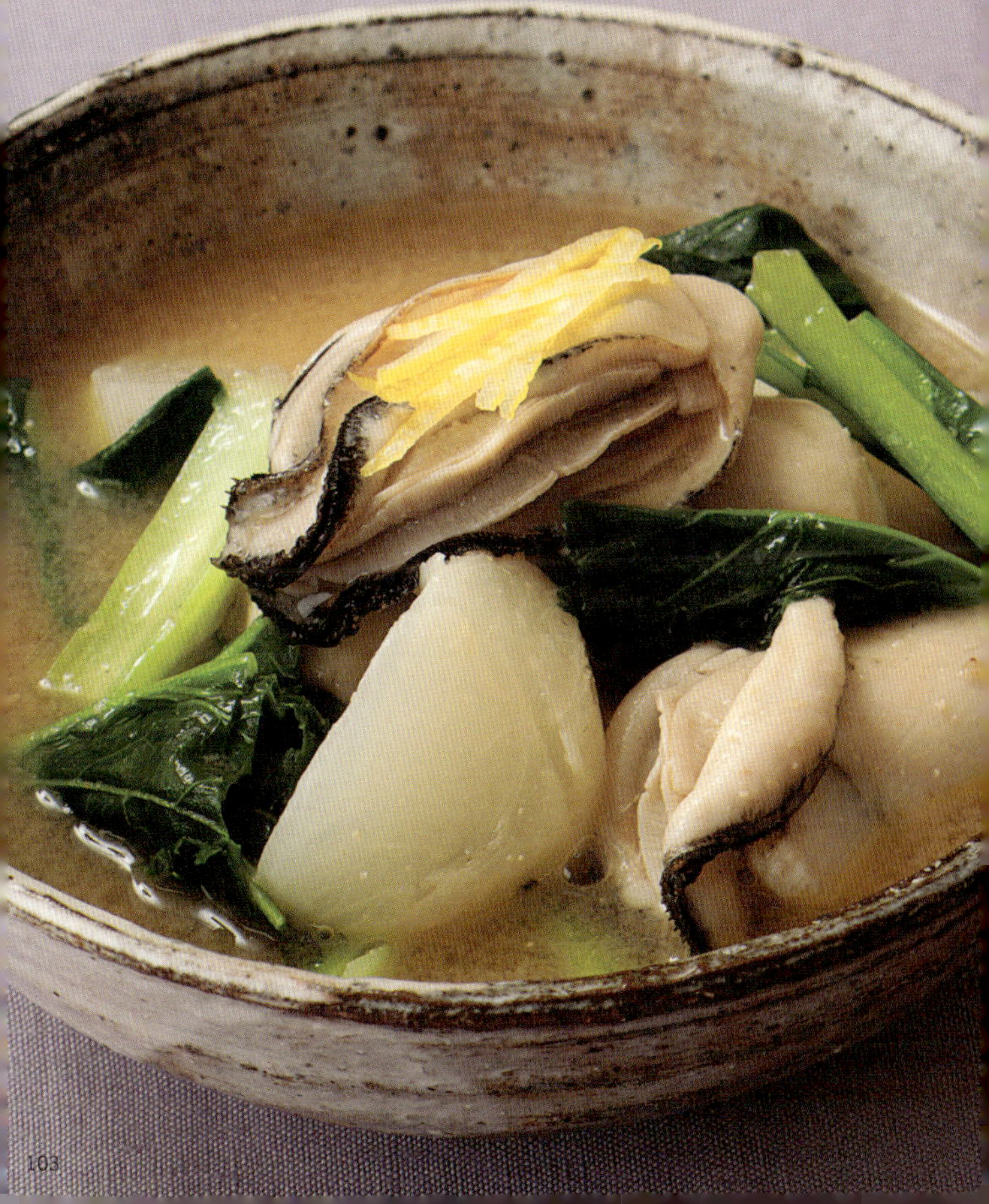

美髪・抜け毛予防

かぼちゃとささみ、ニラのみそ汁

材料（2杯分）

- かぼちゃ……120g
  （種、ワタを除く）
- ささみ……200g
- ニラ……½束
- 水……3カップ
- 魔法のみそ……大さじ2½

高たんぱくの食材で
ツヤツヤの髪に

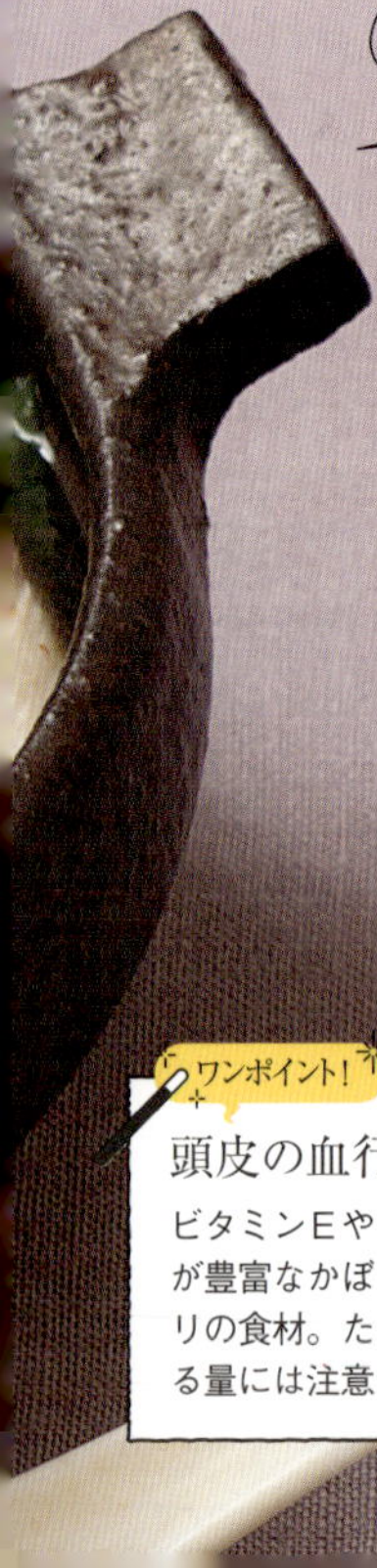

糖質　8.2g

カロリー　230kcal

低糖質の副菜を
プラスしよう

ワンポイント！

頭皮の血行を促すビタミンEが豊富

ビタミンEやタンパク質をなど髪に嬉しい栄養素が豊富なかぼちゃは熱に強く、みそ汁にもピッタリの食材。ただ、糖質が多く含まれるため、食べる量には注意しましょう。

作り方

① かぼちゃはいちょう切り、ニラは3㎝に切る。ささみは筋を取って薄切りにする。

② 鍋に水、かぼちゃ、ささみを入れ、ふたをして火にかける。沸騰したら弱火にして、かぼちゃが柔らかくなるまで7～8分ほど煮る。

③ みそを溶き入れ、ニラを加えてひと煮立ちさせる。

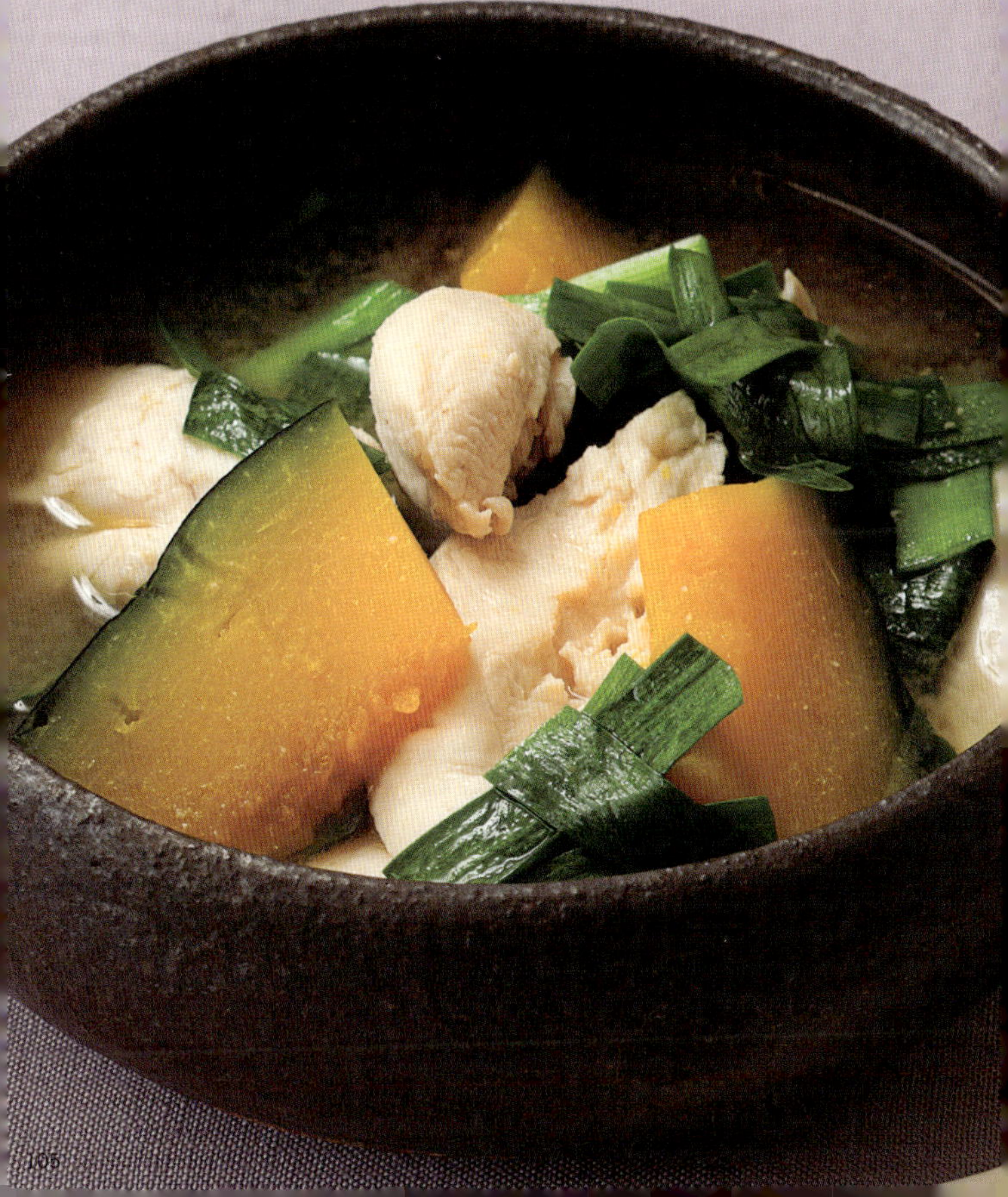

アンチエイジング

タラとブロッコリーのキムチみそ汁

材料（2杯分）

- 生タラ……2切れ
- ブロッコリー……100g
- ねぎ……½本
- 水……3カップ
- 魔法のみそ……大さじ2½
- キムチ……60g

キムチをプラスして
ポカポカ

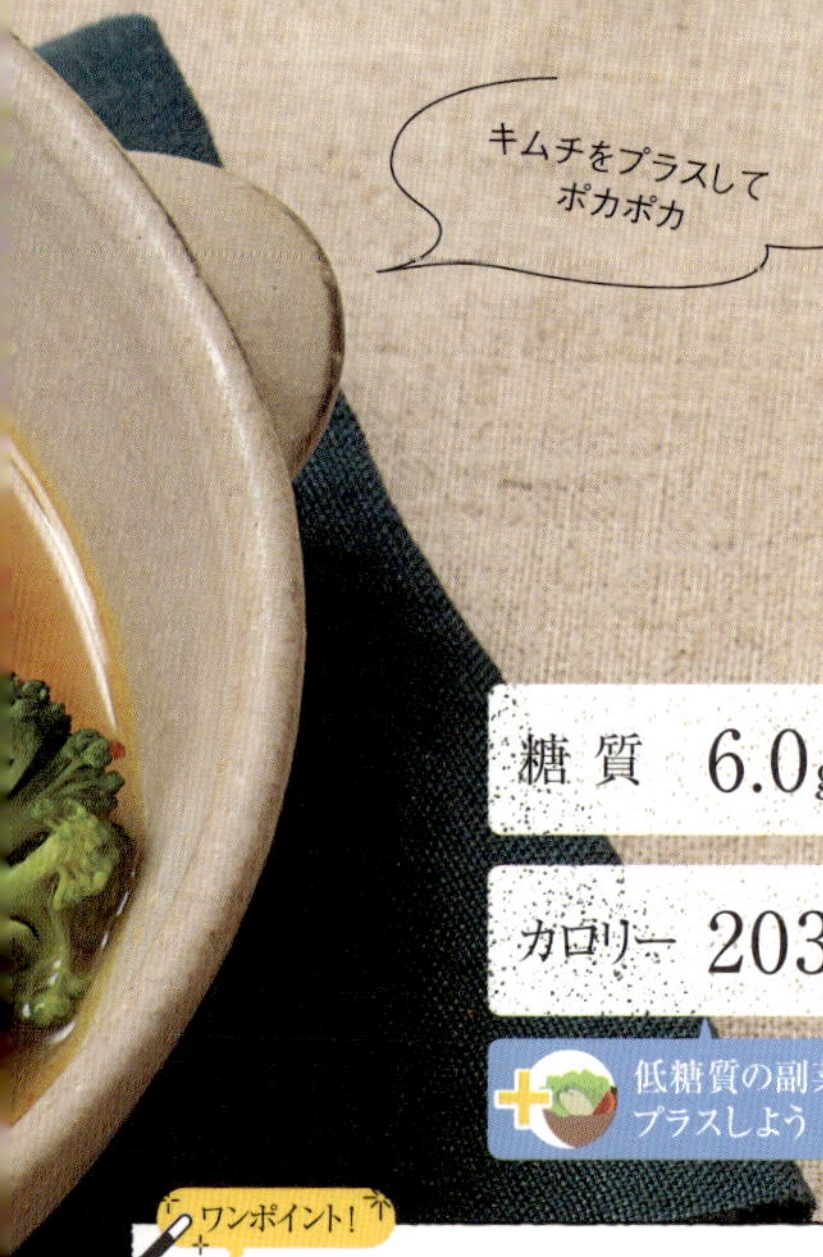

糖質	6.0g
カロリー	203kcal

低糖質の副菜を
プラスしよう

ワンポイント!

アンチエイジングに大活躍

高い栄養価を誇るブロッコリーは、抗酸化作用に優れ、アンチエイジング効果を発揮してくれます。食物繊維も豊富なためダイエット時にも強い味方です。

作り方

① タラは1切れを3つに切る。ブロッコリーは小房に分け、ねぎは斜め切りにする。

② 鍋に水を入れて煮立て、タラ、ブロッコリー、長ねぎ入れて7～8分ほど煮る。

③ みそを溶き入れ、ひと煮立ちしたらキムチを加える。

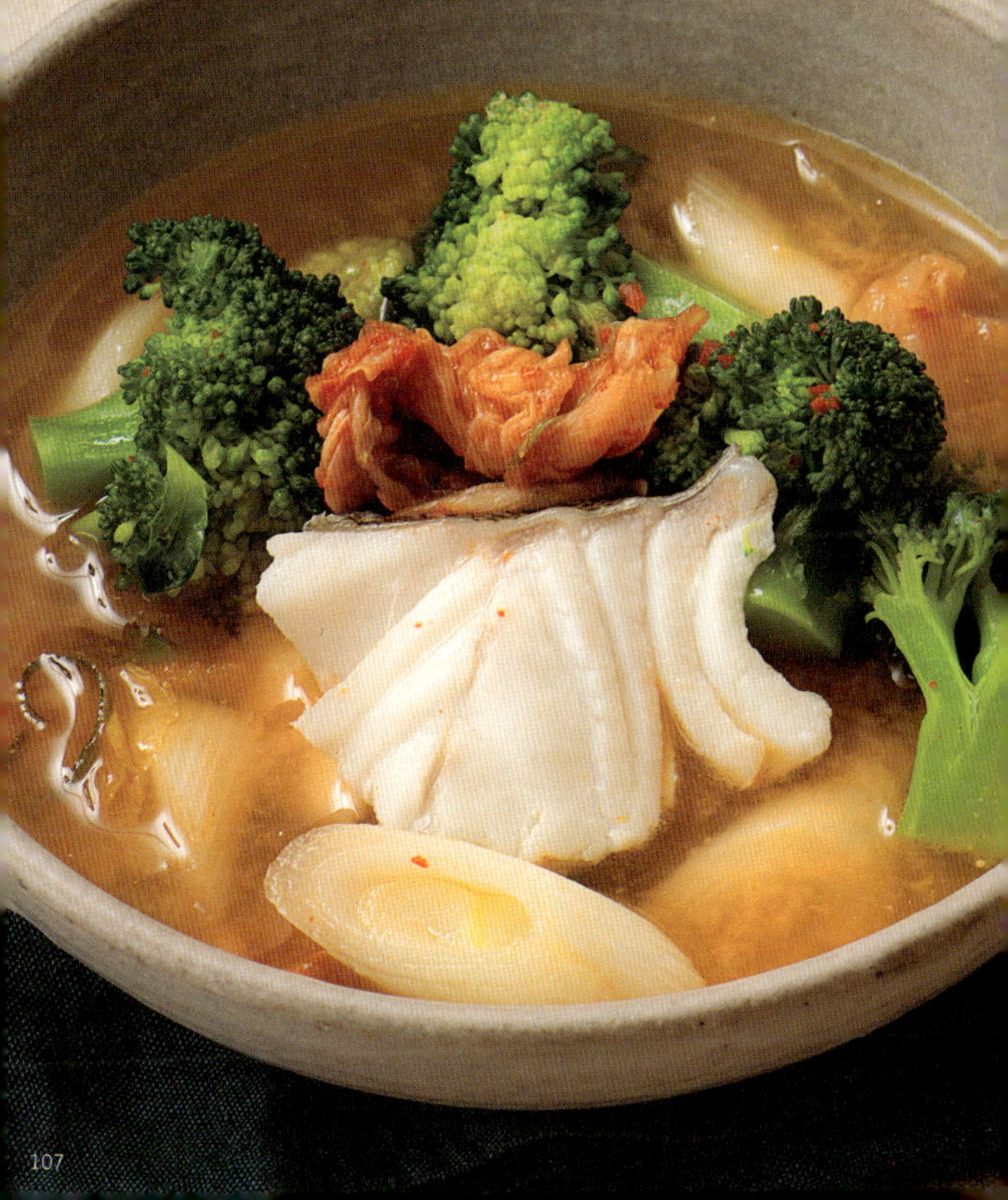

アンチエイジング

納豆、えのき、小松菜の豆乳みそ汁

材料（2杯分）

納豆……2パック
えのき……大½パック
小松菜……150g
水……2カップ
豆乳（無調整）……1カップ
魔法のみそ……大さじ2½

作り方

① えのきは根元を切り、さらに長さを半分に切る。小松菜は3㎝長さに切る。

② 鍋に水を入れて煮立て①を入れ、再び煮立ったらみそを溶き入れる。豆乳を加えて吹きこぼれないようにひと煮立ちさせ、火を止めて納豆を加える。

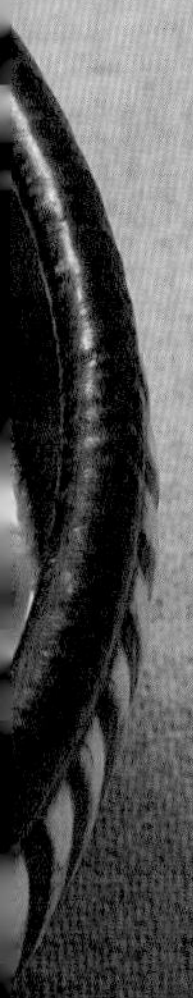

ワンポイント！

Wのイソフラボンで美容効果アップ

女性ホルモンに似た働きをするイソフラボンが含まれる豆乳と納豆。イソフラボンは、若返りホルモンと呼ばれるDHEAを増やし、アンチエイジングを手助けします。

いつもよりひと味違った
みそ汁に

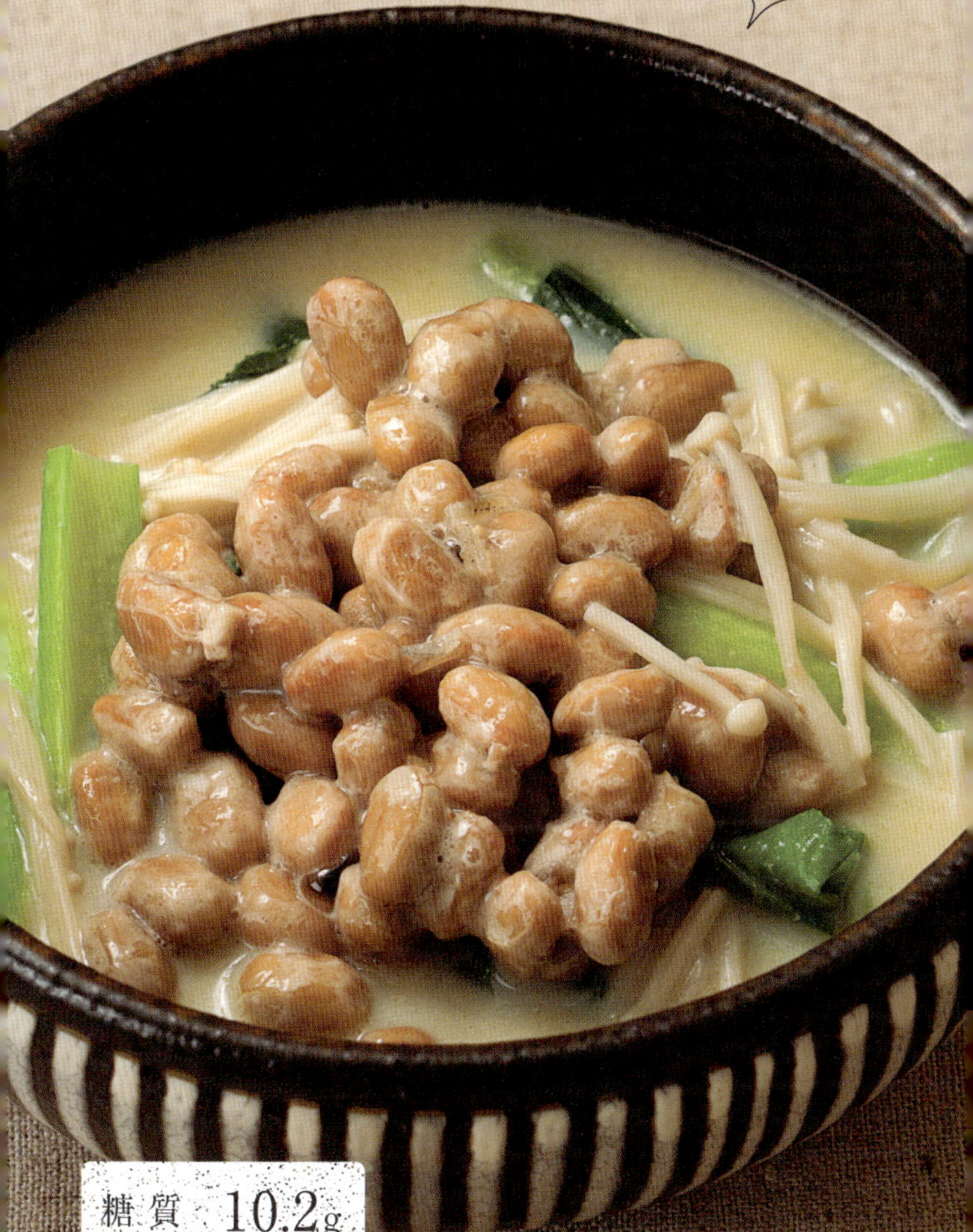

糖質 10.2g

カロリー 237kcal

低糖質の副菜を
プラスしよう

疲労回復

サンラータン風みそ汁

材料（2杯分）

豚薄切り肉……200g
にんにくの芽…1束
まいたけ……½パック
もやし……100g
ごま油……小さじ1
豆板醤……小さじ⅓
水……3カップ
こしょう……少々

魔法のみそ……大さじ2½
酢……小さじ2
ラー油……少々

お酢で後味すっきり！
体も温まる

糖質 11.3g

カロリー 354kcal

ワンポイント！

スタミナ食材で体力アップ

スタミナ不足には豚肉やにんにくの芽、免疫機能を回復するまいたけが効果的です。さらに、酢に含まれるクエン酸でたまった疲れを回復させましょう。

作り方

① 豚肉はひと口大、にんにくの芽は3㎝に切る。まいたけは小房に分ける。

② 鍋にごま油を熱して豚肉を炒め、豆板醤を加えてさらに炒める。水を入れて煮立て、にんにくの芽、まいたけ、もやしを加えて5分ほど煮る。

③ こしょう、みそを溶き入れ、ひと煮立ちさせて火を止め、酢を加える。器に盛り、ラー油をかける。

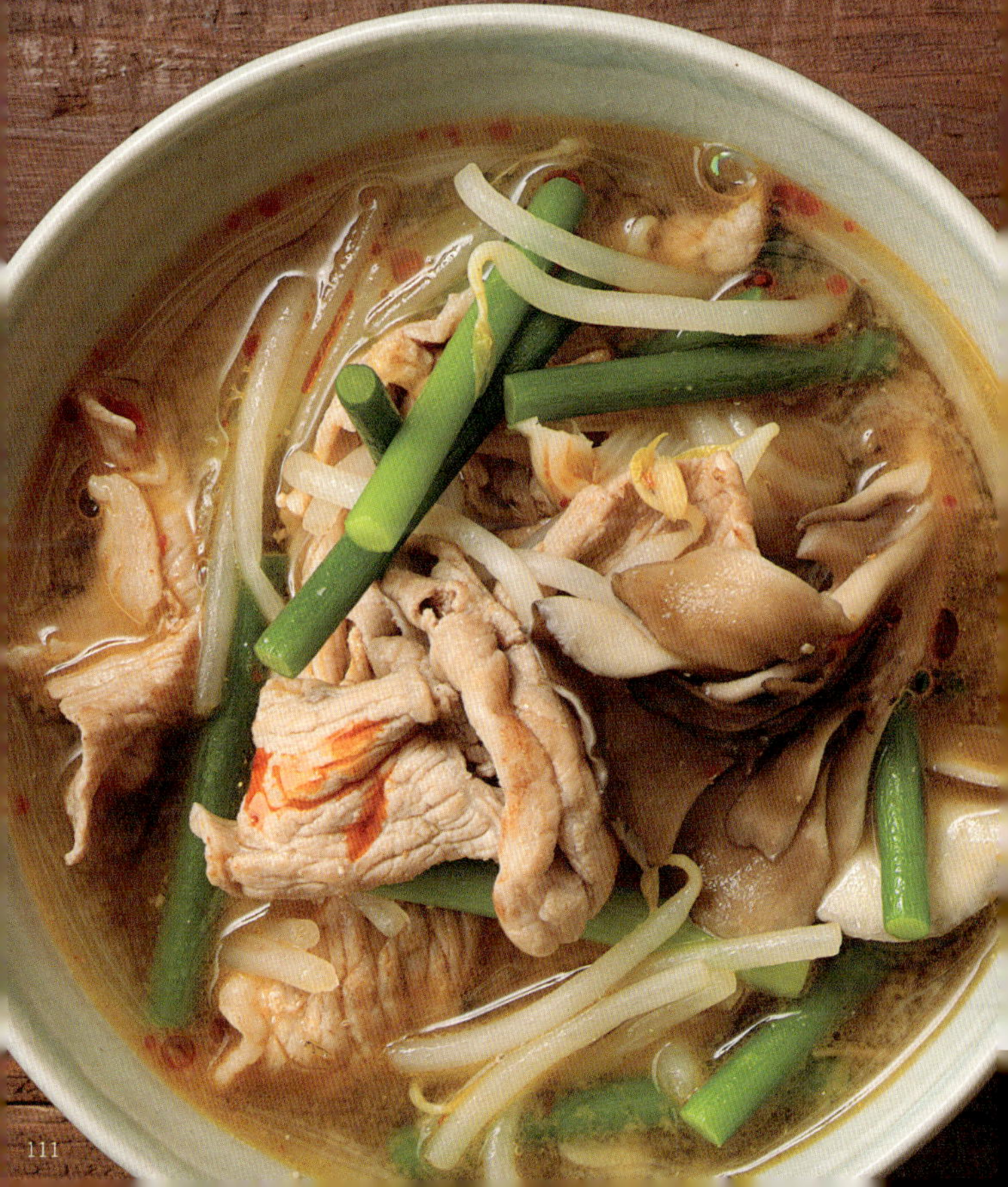

疲労回復

むね肉とアスパラガスのレモンみそ汁

材料（2杯分）

鶏むね肉……200g
アスパラガス……150g
キャベツ……2枚
水……3カップ
魔法のみそ……大さじ2 1/2
レモンの輪切り……4枚

作り方

1. 鶏肉はひと口大に切る。アスパラガスは固い部分を切ってハカマをそぎ、乱切りにする。キャベツは大きめのざく切りにする。
2. 鍋に水、鶏肉を入れてふたをして火にかけ、沸騰したら弱火にして7〜8分ほど煮る。キャベツ、アスパラガスを加えて煮て、みそを溶き入れてひと煮立ちさせる。
3. 器に盛り、レモンの輪切りを添える。

ワンポイント！

アスパラギン酸が疲労回復に向く

アスパラガスのアスパラギン酸は新陳代謝を高め、疲労回復効果が期待されています。さらにストレスやハードワークによって消費しされやすいビタミンB群を材料に。

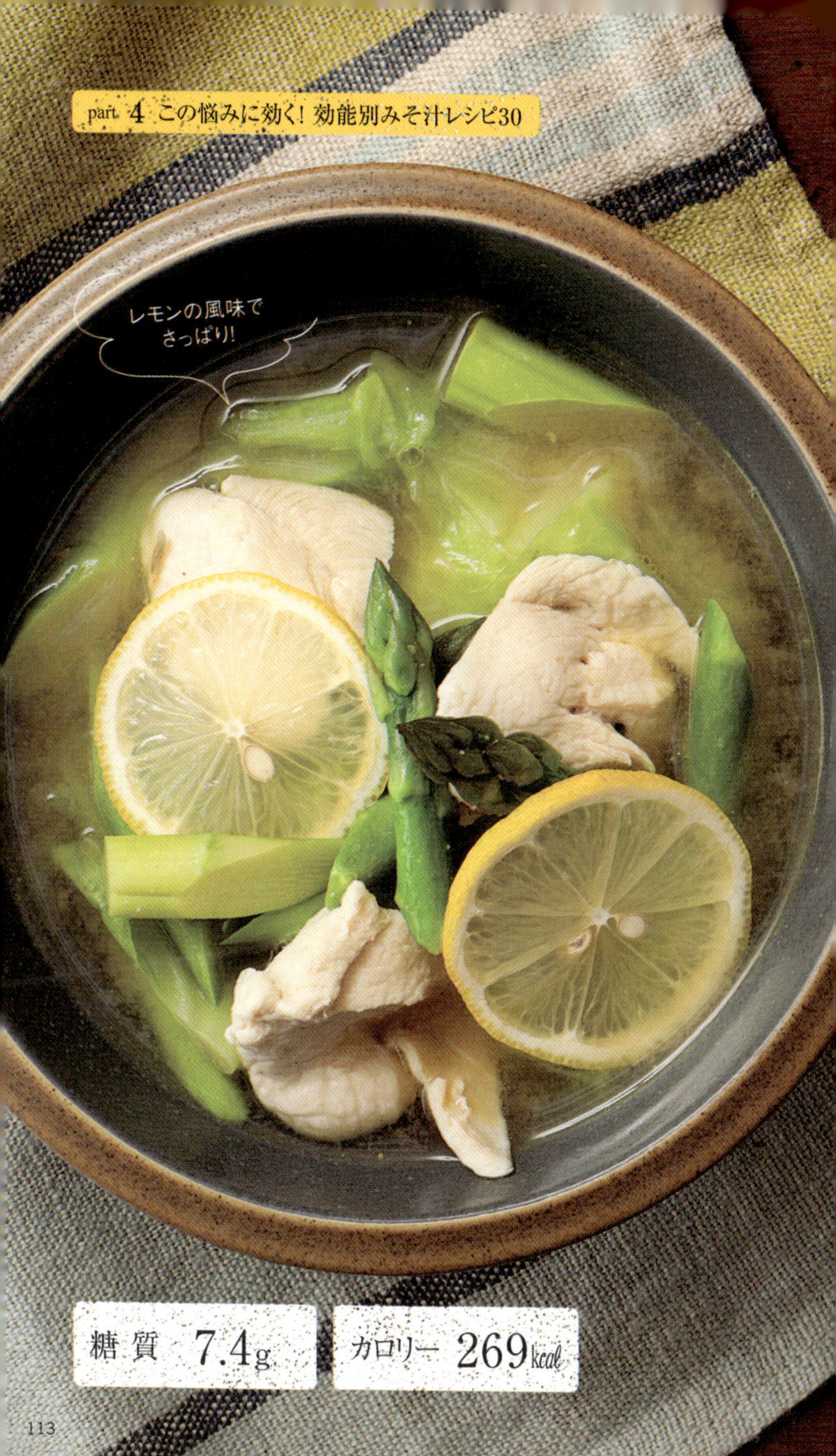

糖質 7.4g

カロリー 269kcal

免疫力アップ

イワシ水煮缶とカリフラワーのみそ汁

材料（2杯分）

イワシ水煮缶……1缶（200g）
カリフラワー……150g
水菜……50g
水……3カップ
魔法のみそ……大さじ2½
しょうが……½かけ

イワシのだしで
さらに旨みがアップ

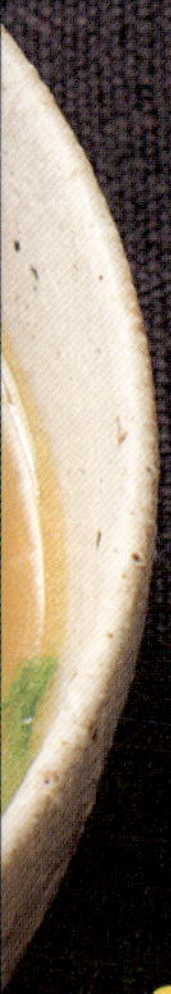

糖質 5.4g

カロリー 304kcal

ワンポイント！

イワシは缶汁までいただく

イワシに含まれるDHAやEPAは血管の酸化を防ぎ、生活習慣病を予防します。水煮の缶汁ごとみそ汁に入れて栄養をしっかりととりましょう。

作り方

① カリフラワーは小房に分け、さらに1㎝厚さに切る。水菜は3㎝に切る。

② 鍋に水を入れて煮立て、カリフラワーを入れる。煮立ったらイワシの水煮を汁ごと加え、みそを溶き入れてひと煮立ちさせ、水菜を加える。

③ 器に盛り、おろしたしょうがを添える。

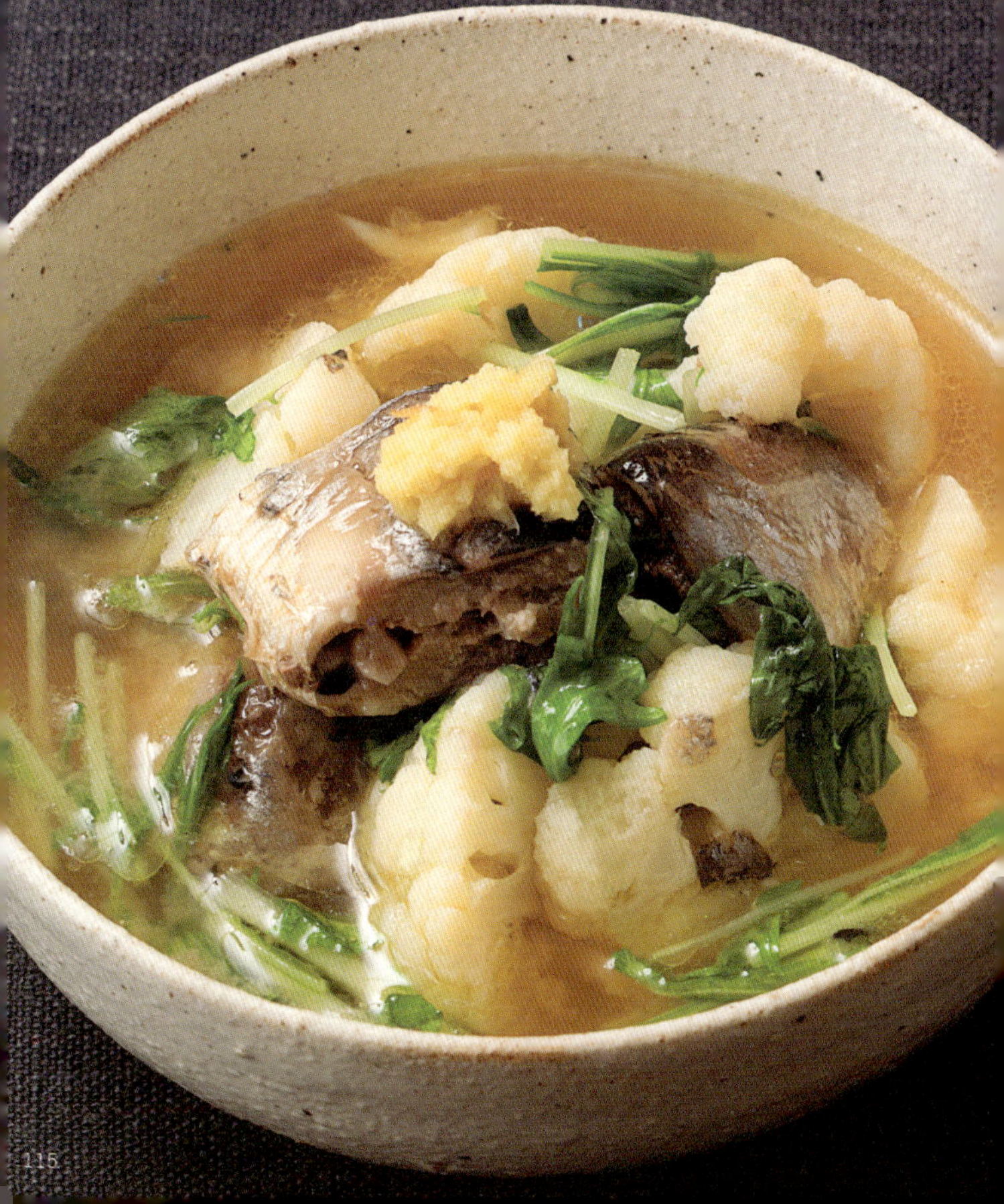

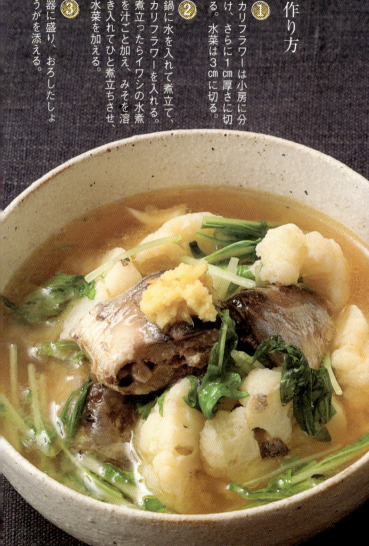

免疫力アップ

沢《さわ》煮《に》碗《わん》風みそ汁

材料（2杯分）

- 鶏もも肉……100g
- にんじん……40g
- えのき……大½パック
- 豆苗……100g
- 油揚げ……½枚
- 水……3カップ
- 魔法のみそ……大さじ2½

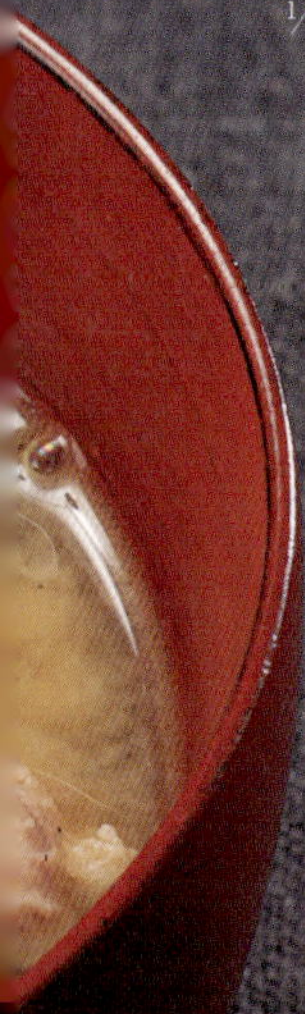

具材の大きさは揃えて食感よく

糖質 6.3g

カロリー 254kcal

ワンポイント!

たっぷりの野菜で栄養満点

「沢」とは「たくさんの」という意味で、沢煮椀はたくさんの材料を作った汁もののこと。材料を細切りにしてたくさん使うことで、たっぷりの栄養がいただけます。

作り方

① 鶏肉はうす切り、にんじんは皮をむいて千切りにする。えのき、豆苗は根元を切り3等分にする。油揚げは熱湯をかけて油抜きし、千切りにする。

② 鍋に水、鶏肉を入れてふたをして火にかけ、沸騰したら弱火で5分ほど煮る。

③ 火を強めてにんじん、えのき、油揚げ、豆苗を加えてさっと煮る。みそを溶き入れてひと煮立ちさせ、好みでこしょうをふる。

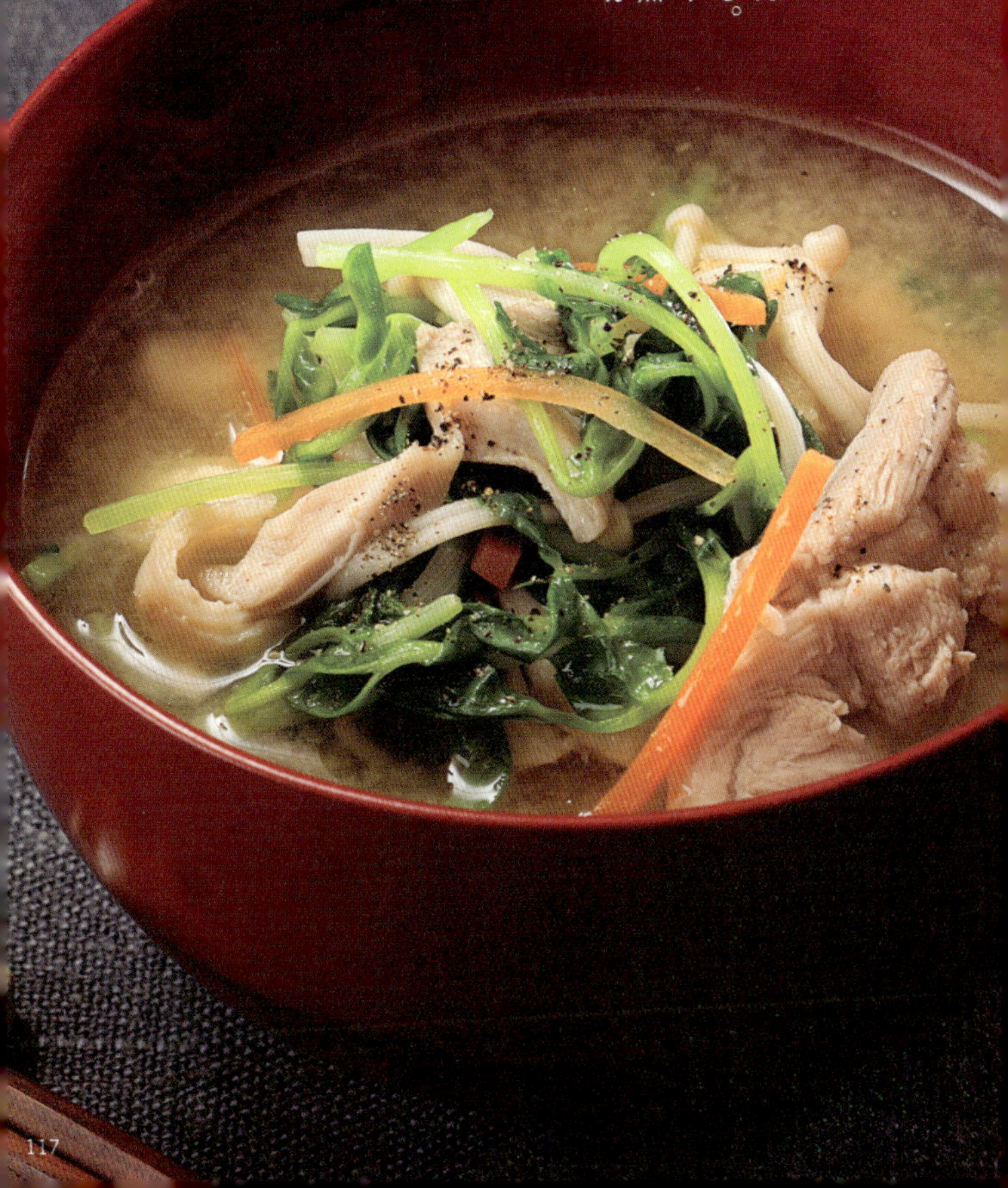

ストレス解消

ゴーヤとモロヘイヤ、豚肉の梅みそ汁

材料（2杯分）

ゴーヤ……1/2本
モロヘイヤ……1/2袋
豚しゃぶしゃぶ用肉……200g
水……3カップ
魔法のみそ……大さじ2 1/2
梅干し……1個

作り方

① ゴーヤは種とワタを取り1・5〜2cm幅に切る。モロヘイヤは固い茎の部分を取ってざく切りにする。

② 鍋に水を入れて煮立て、ゴーヤ、豚肉を加えて再度煮立たせる。

③ みそを溶き入れ、煮立ったらモロヘイヤを加える。

ワンポイント！

夏野菜で胃のトラブルを防ぐ

ゴーヤの苦み成分は胃液の分泌を促して消化を助け、モロヘイヤに含まれるネバネバ成分のムチンは、ストレスで弱った胃壁の保護をする働きがあります。

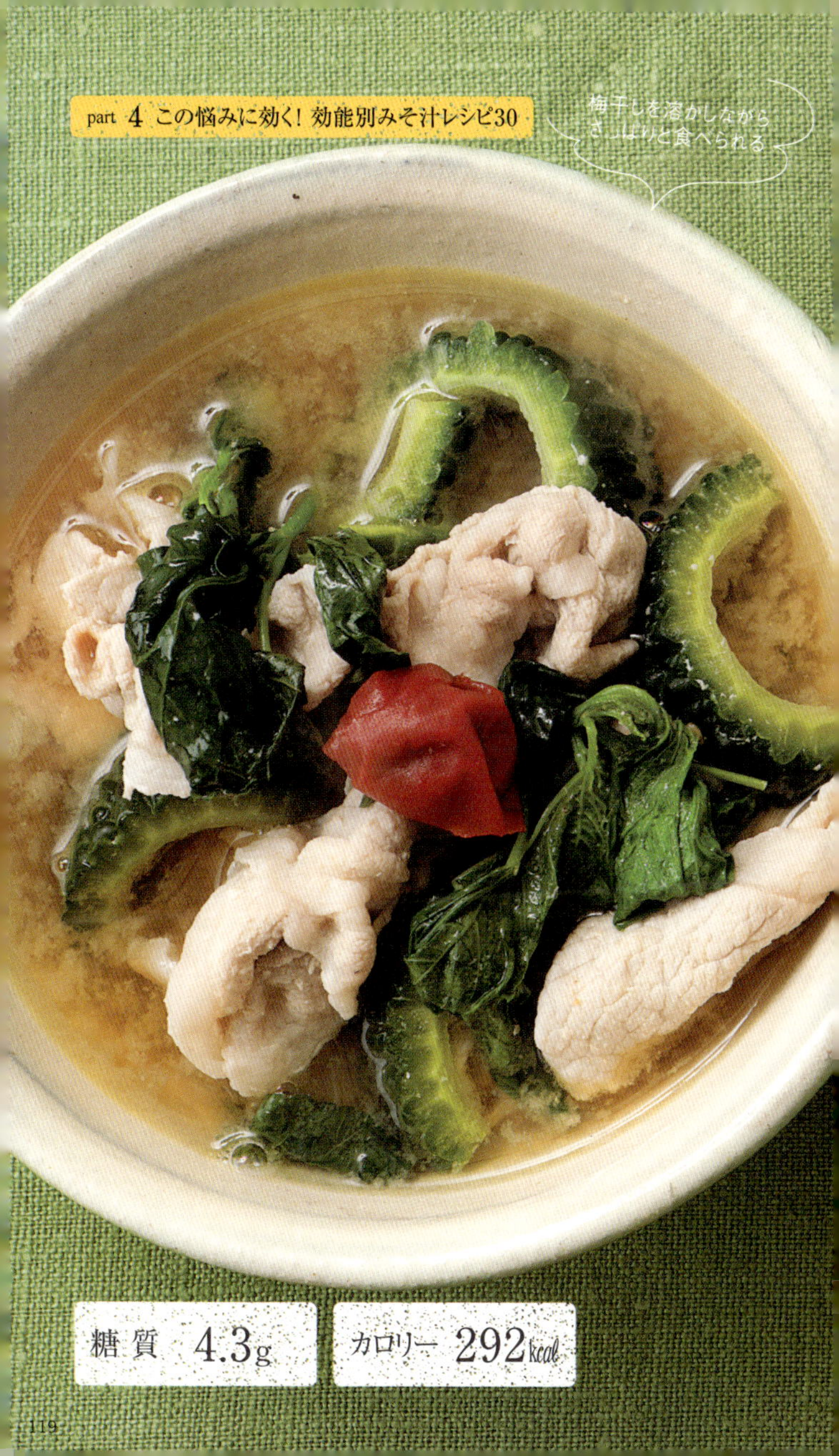

梅干しを溶かしながら
さっぱりと食べられる

糖質 4.3g

カロリー 292kcal

ストレス解消

パプリカ、セロリ、さば缶のみそ汁

材料（2杯分）

パプリカ……1/2個
セロリ……1/2本
さば缶……小1缶
木綿豆腐……1/2丁
水……3カップ
魔法のみそ……大さじ2 1/2

作り方

① パプリカは乱切りにする。セロリは筋を取って斜め切り、葉は食べやすく切る。豆腐は角切りにする。

② 鍋に水を入れて煮立て、みそを溶き入れ、パプリカ、セロリ、豆腐、さばを缶汁ごと加えてさっと煮る。

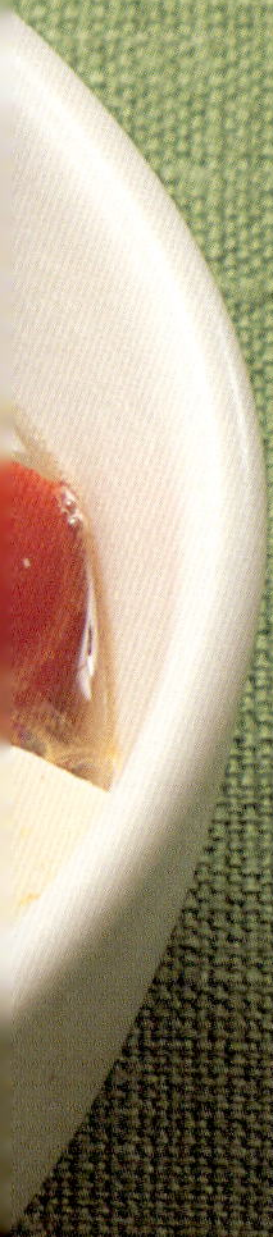

ワンポイント！

セロリの香りでリラックス

セロリ独特の香りはおもにアピイン、セネリンという香り成分によるもの。この香りは精神を落ち着かせる効果があり、イライラをやわらげます。

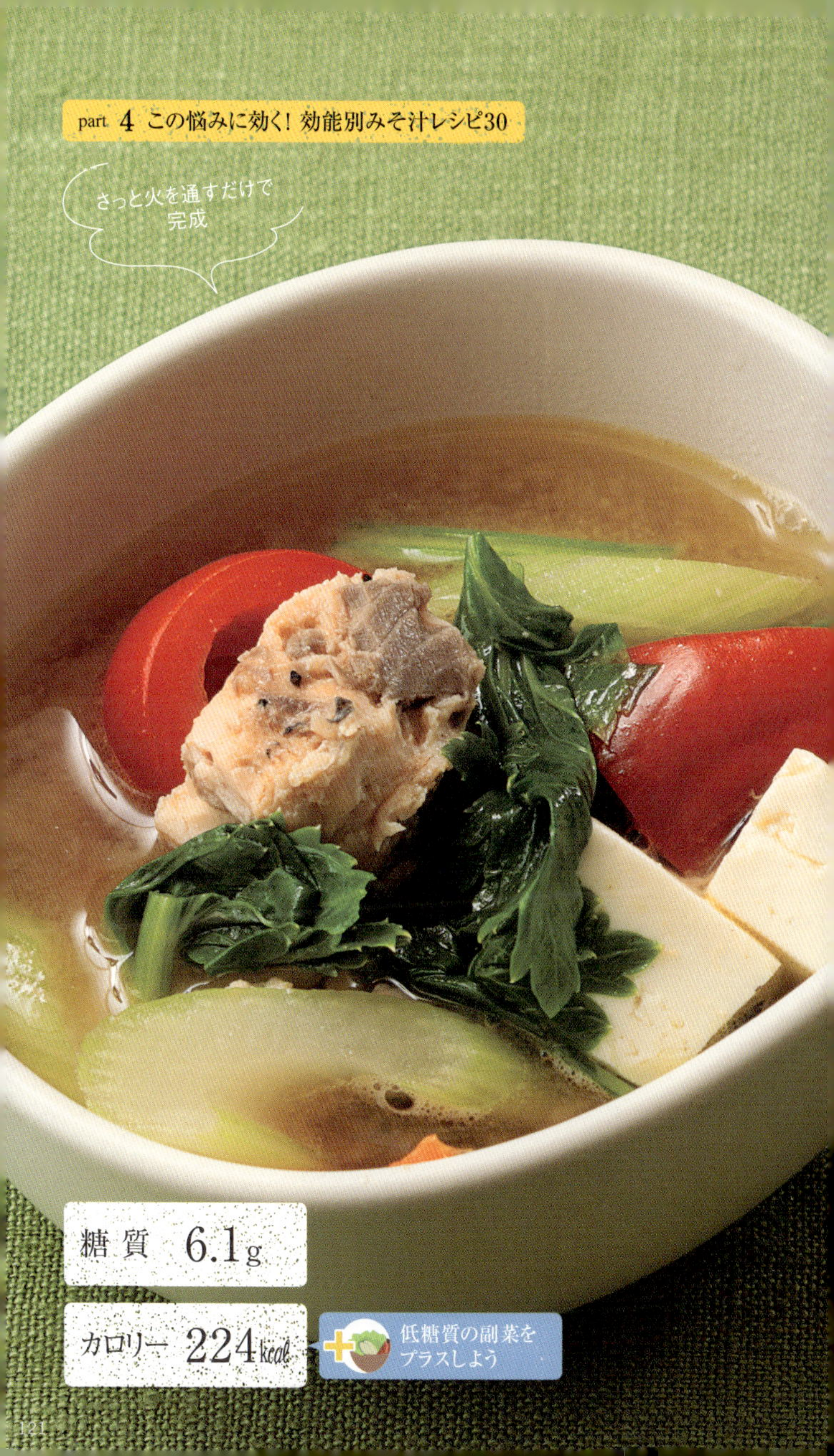

さっと火を通すだけで
完成

糖質 6.1g

カロリー 224kcal

低糖質の副菜を
プラスしよう

冷え性改善

肉団子と白菜のみそ汁

材料（2杯分）

豚ひき肉……200g
白菜……2枚
しょうが……1かけ
塩、こしょう……各少々
スナップエンドウ……60g
水……3カップ
魔法のみそ……大さじ2½
赤唐辛子……½本

作り方

① ボウルにひき肉を入れ、すりおろししょうが、塩、こしょうを加えて混ぜ合わせ、ひと口大に丸める。白菜は短冊切り、スナップエンドウは筋を取って半分に割る。

② 鍋に水を入れて煮立て①の肉団子、白菜、斜め切りにした唐辛子を入れてふたをする。沸騰したら弱火で7～8分煮る。

③ 火を強めてスナップエンドウ、みそを溶き入れてひと煮立ちさせる。

ワンポイント！

香味野菜や香辛料で冷え対策

冷え性をやわらげるには、薬味や香味野菜、香辛料を食品に取り入れましょう。唐辛子に含まれるカプサイシンは発汗や血行を促進して体温を上げる効果があります。

しょうが入り肉団子で
体の芯から温めて

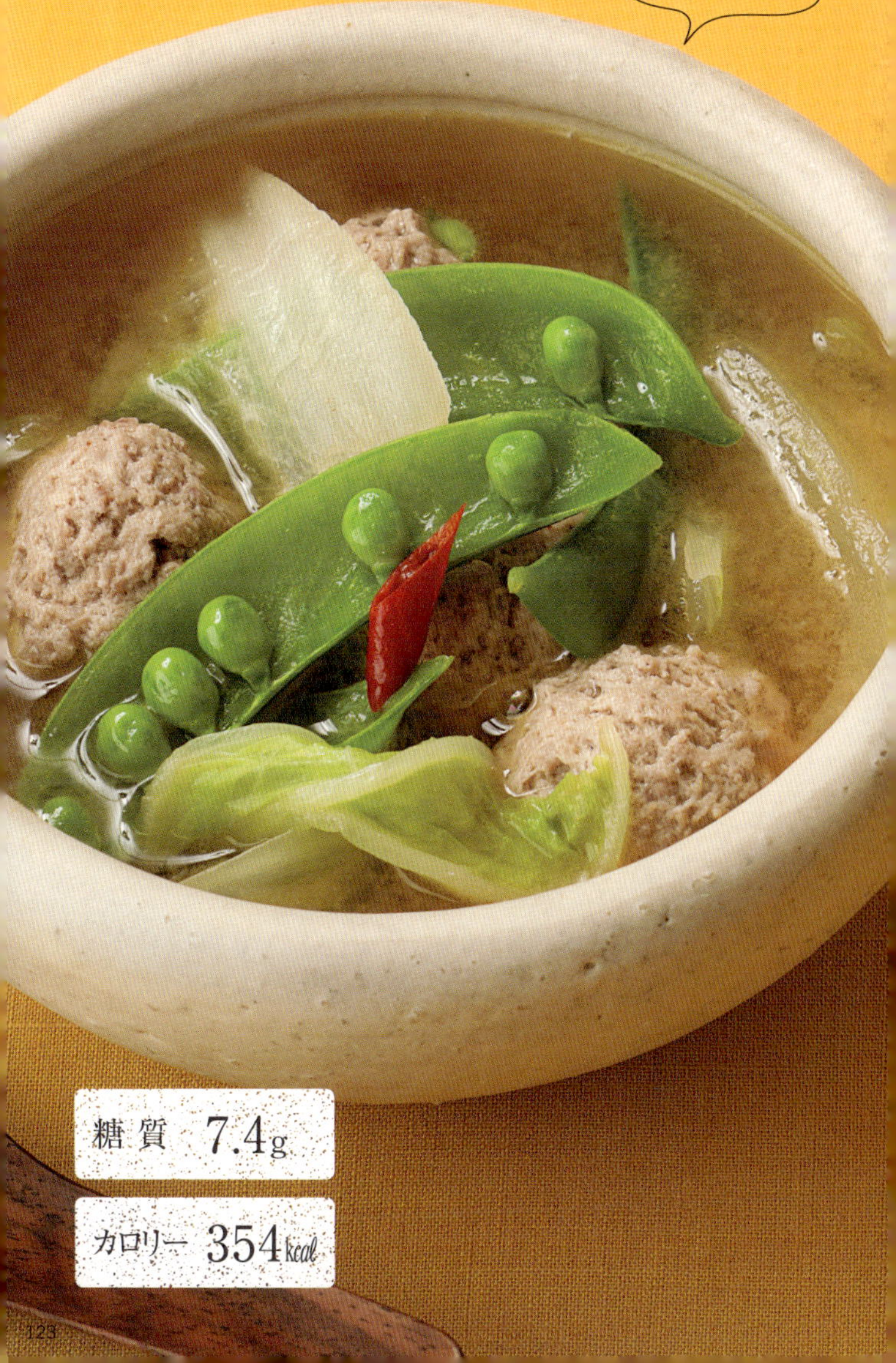

糖質 7.4g

カロリー 354kcal

冷え性改善

ぶりと大根のゆずこしょう風味みそ汁

材料（2杯分）

- ぶり……………2切れ
- 大根……………4cm
- 酒………………小さじ1
- ねぎ……………½本
- 水………………3カップ
- 魔法のみそ……大さじ2½
- ゆずこしょう…少々

ゆずこしょうの風味がアクセント

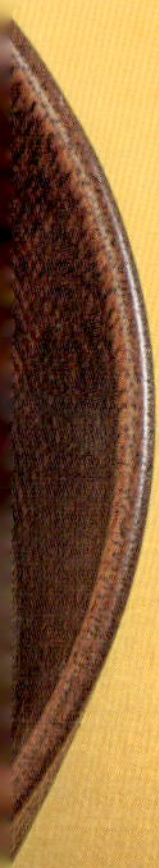

糖質	5.5g
カロリー	364kcal

ワンポイント！

冬の野菜をおいしく調理

ぶりはあらかじめ酒をふっておくことで、臭みを消してふっくら仕上がります。ゆずこしょうは温めると香りが飛んでしまうので、器に盛った後に添えましょう。

作り方

① ぶりはひと口大に切ってボウルに入れ、酒をふる。ねぎは斜め切り、大根は厚めのいちょう切りにする。

② 鍋に水、大根を入れてふたをして火にかけ、沸騰したら弱火にして柔らかくなるまで煮る。

③ ねぎ、ぶりを加えてさらに7～8分煮て、みそを溶き入れてひと煮立ちさせる。器に盛り、ゆずこしょうを添える。

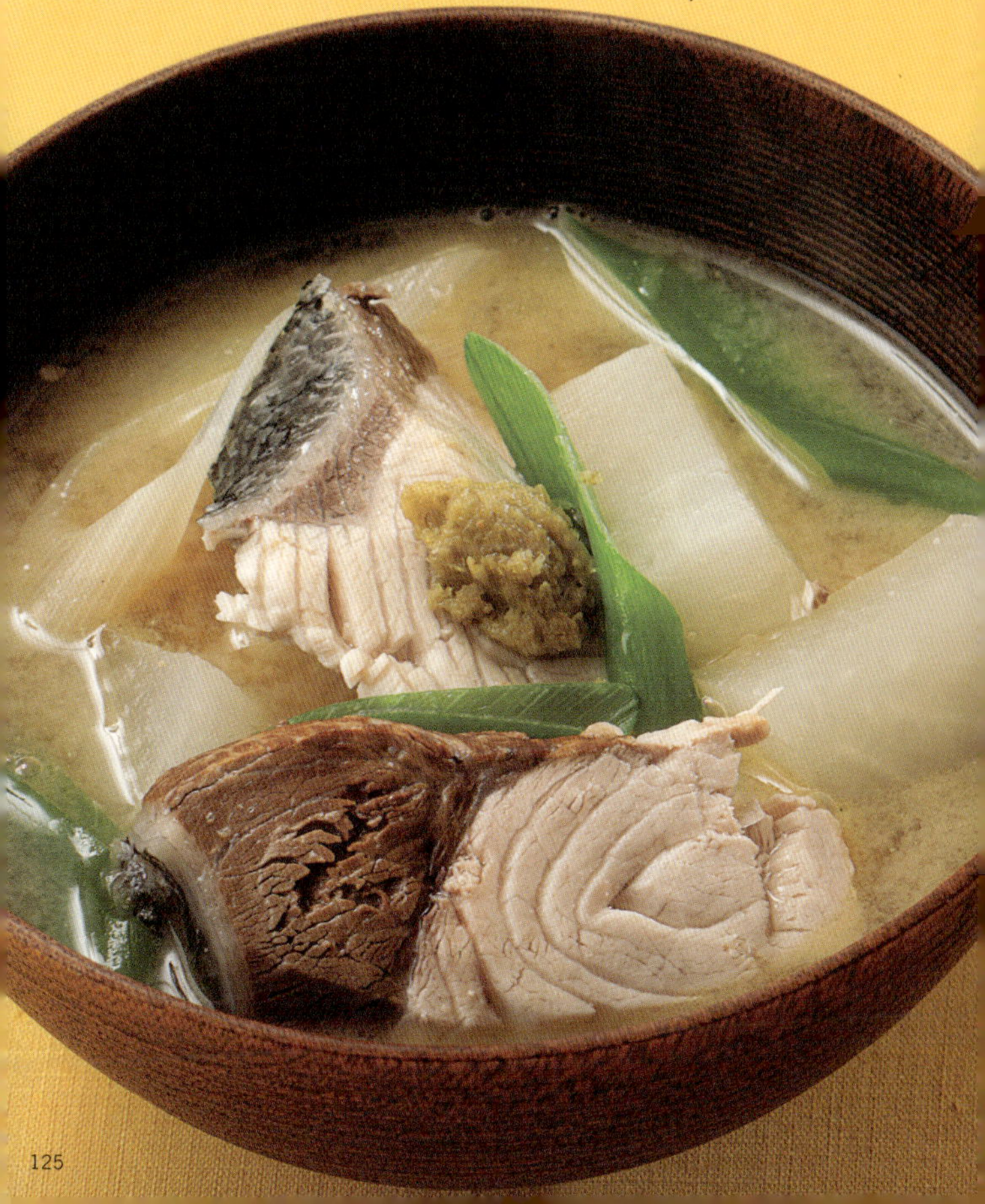

胃もたれ解消

はんぺんのおろしみそ汁

材料（2杯分）

はんぺん……1枚（120g）
かぶ……3個
水……3カップ
魔法のみそ……大さじ2 1/2

作り方

① はんぺんは角切りにする。かぶは皮をむいてすりおろす。

② 鍋に水を入れて煮立て、汁気をきったかぶ、みそを溶き入れ、煮立ったらはんぺんを加えてふわっとするまで煮る。

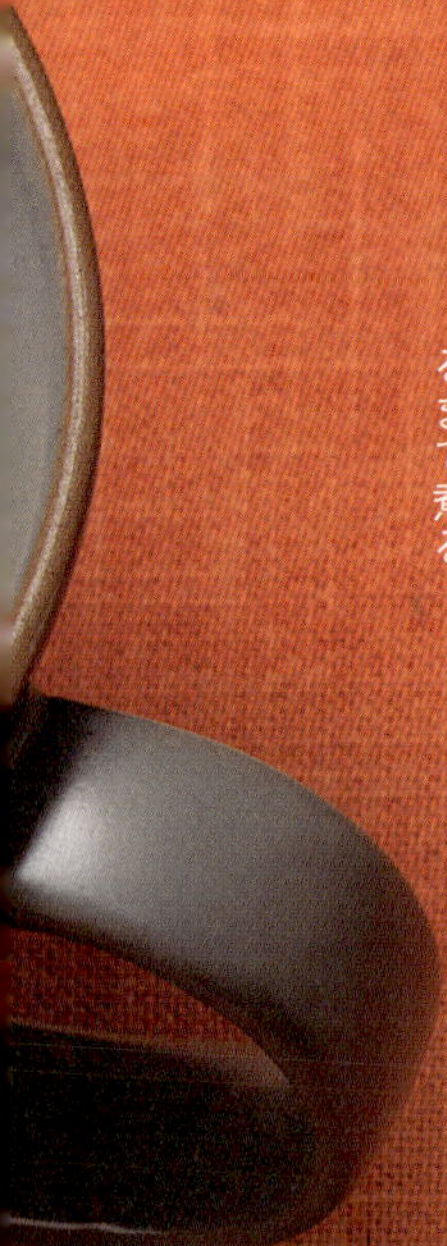

ワンポイント！

胃に負担がかからない調理法

消化の早い野菜であるかぶですが、すりおろして加えることでトロトロになり、さらに胃腸にやさしくなります。また、はんぺんは糖質が多く含まれるので使用量には注意しましょう。

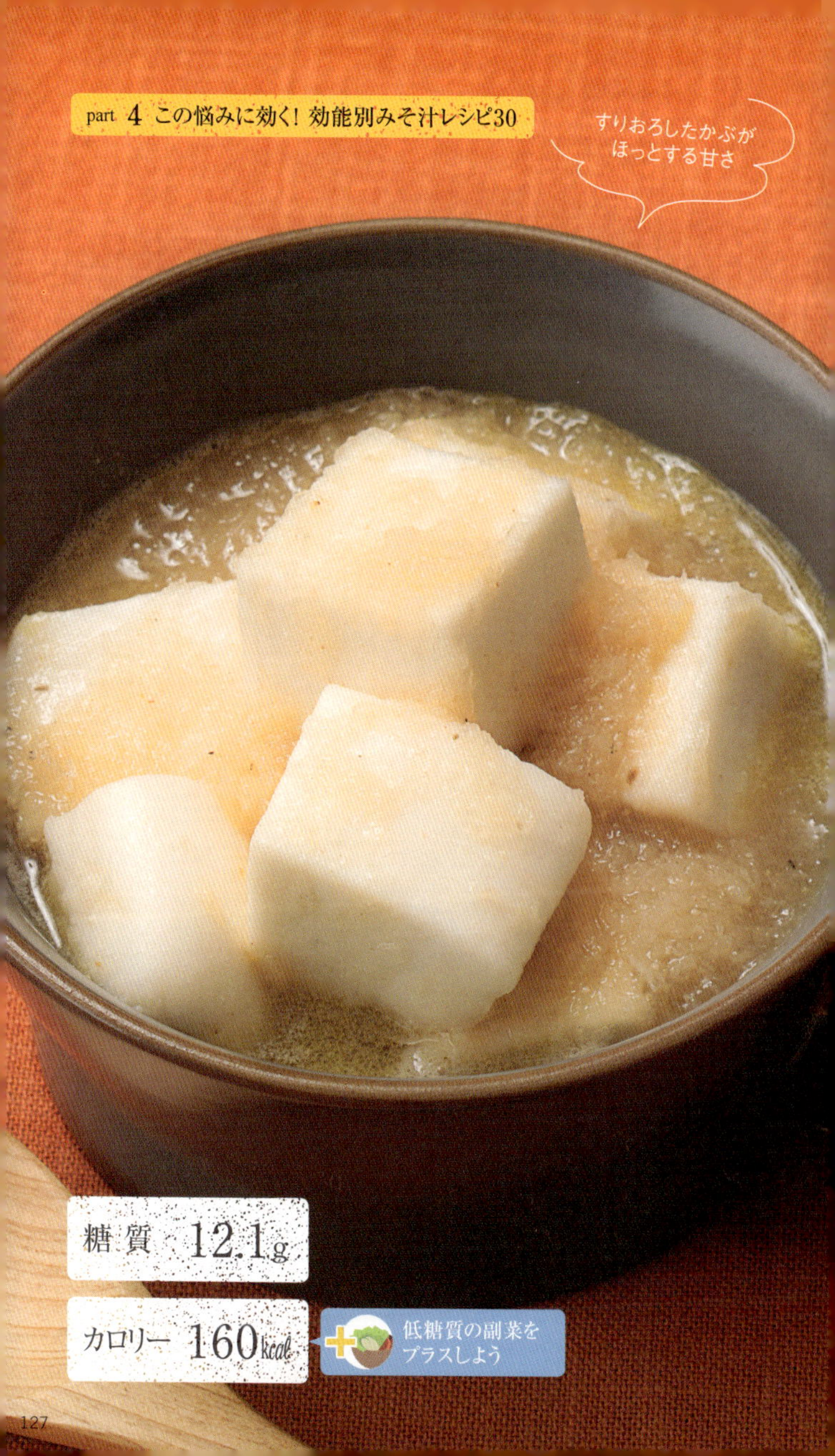
すりおろしたかぶが
ほっとする甘さ
糖質 12.1g
カロリー 160kcal
低糖質の副菜を
プラスしよう

胃もたれ解消

しじみとキャベツ、たたき長いものみそ汁

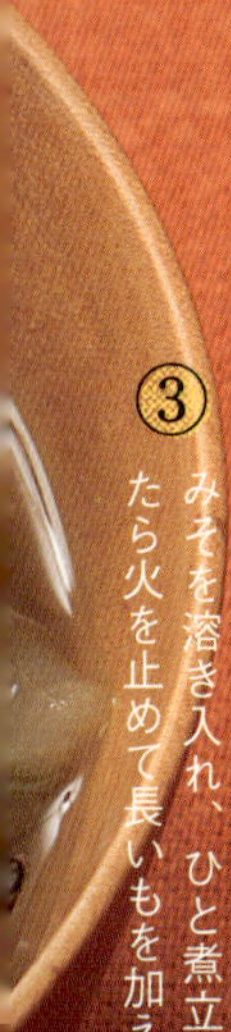

材料（2杯分）

しじみ（砂抜き済み）……200g
キャベツ……2枚
長いも……100g
水……3カップ
魔法のみそ……大さじ2½

作り方

① しじみは殻をよく洗う。キャベツは大きめのざく切りにする。長いもはポリ袋に入れ、細かくたたく。

② 鍋に水、しじみ、キャベツを入れふたをして火にかける。沸騰したら弱火にして、キャベツが柔らかくなるまで煮る。

③ みそを溶き入れ、ひと煮立ちさせたら火を止めて長いもを加える。

ワンポイント！

消化のよい食材で弱った胃をケア

胃もたれのときは長いものように繊維が少なく、消化のよい食材選びが必要ですが、糖質が多めの食材なので使いすぎには気を付けましょう。

二日酔いのときにも
食べたいみそ汁

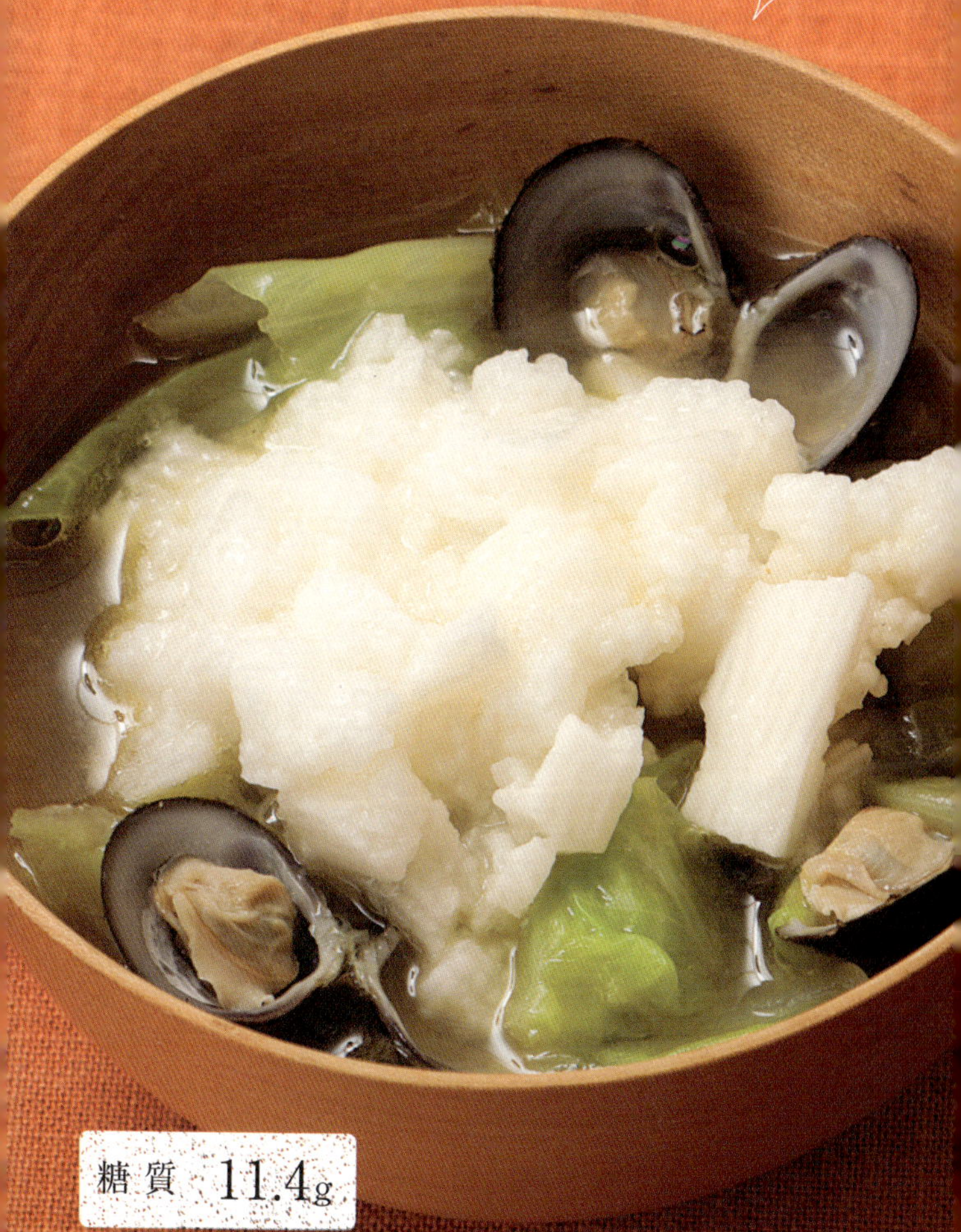

糖質 11.4g

カロリー 143kcal

低糖質の副菜を
プラスしよう

貧血予防

牛肉とほうれん草の落とし卵みそ汁

材料（2杯分）

- 牛薄切り肉……100g
- ほうれん草……100g
- 玉ねぎ……½個
- 水……3カップ
- 魔法のみそ……大さじ2½
- 卵……2個

卵を落とした
ごちそうみそ汁

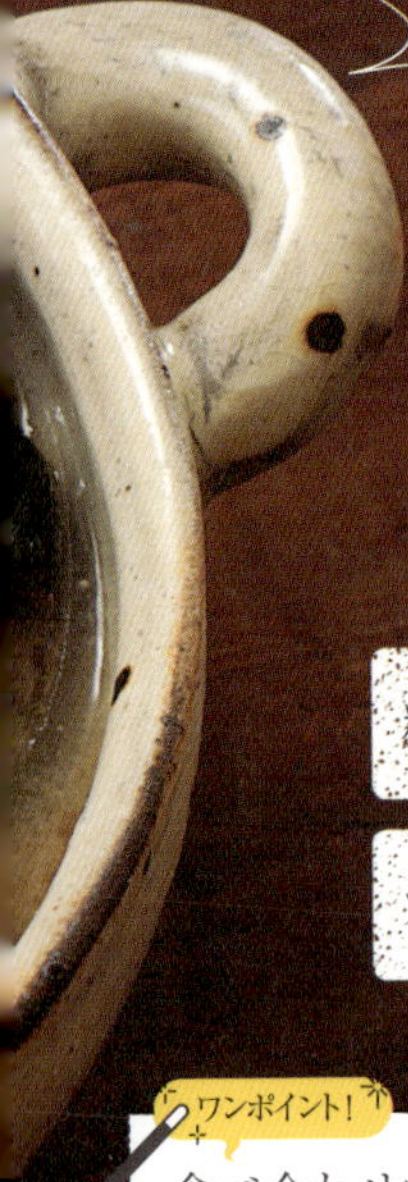

糖質 6.7g

カロリー 323kcal

ワンポイント！

食べ合わせで鉄分を補給

貧血の原因で多いのが鉄不足で起こる「鉄欠乏性貧血」と呼ばれるもの。ほうれん草に多い鉄は、動物性たんぱく質といっしょにとると吸収率がアップします。

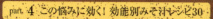

作り方

① 牛肉はひと口大に切り、玉ねぎは太めの千切り、ほうれん草は３㎝に切る。

② 鍋に水、玉ねぎを入れて煮立て、牛肉を加え、みそを溶き入れる。

③ 煮立ったらほうれん草を加えて卵を割り入れ、好みのかたさに煮る。

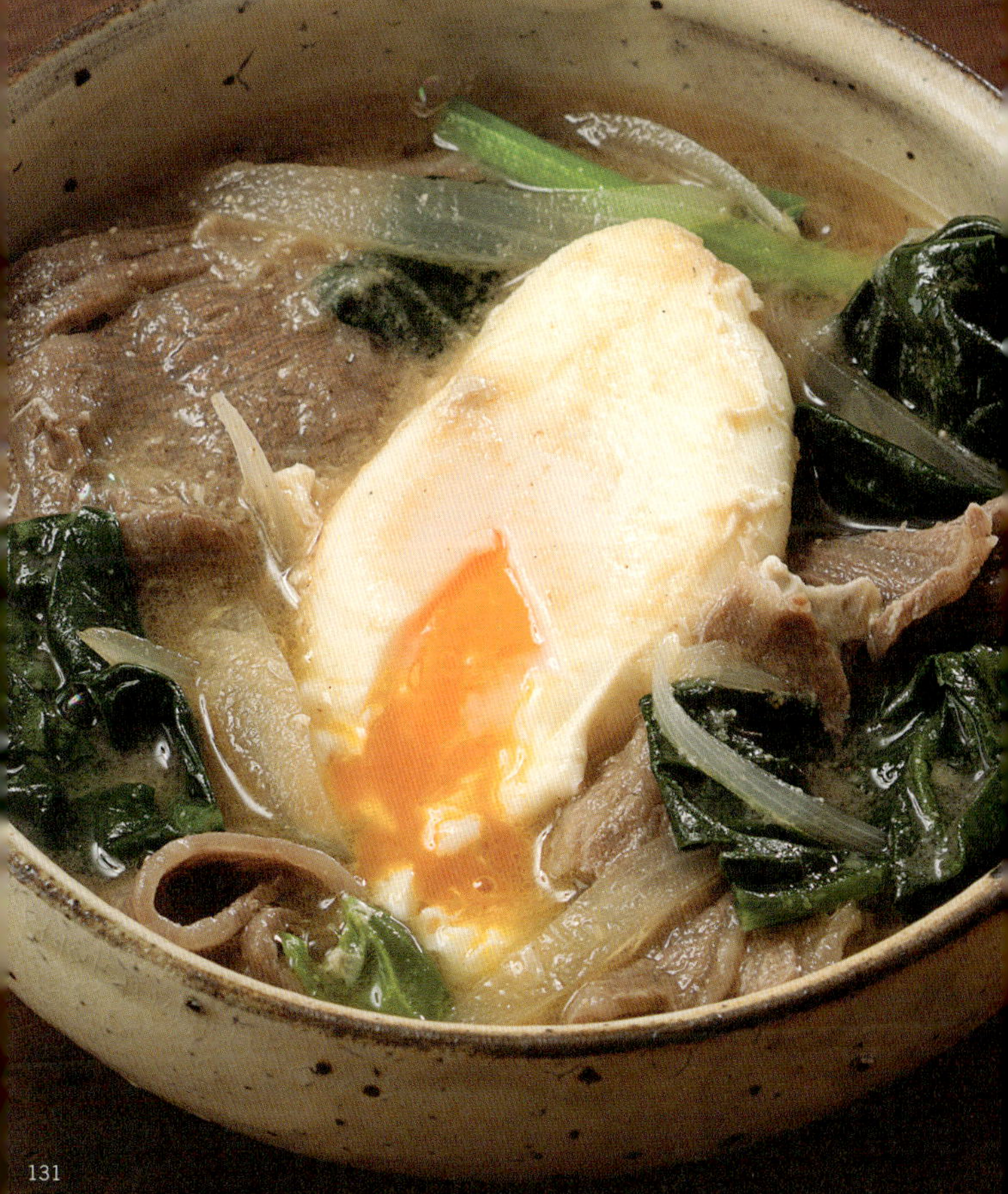

貧血予防

あさりと厚揚げのエスニック風みそ汁

材料（2杯分）

- あさり（砂抜き済み）……300g
- 厚揚げ……1/2枚
- パプリカ……1/2個
- 香菜……50g
- 水……3カップ
- 魔法のみそ……大さじ2 1/2

香菜を加えてエスニックなおみそ汁に

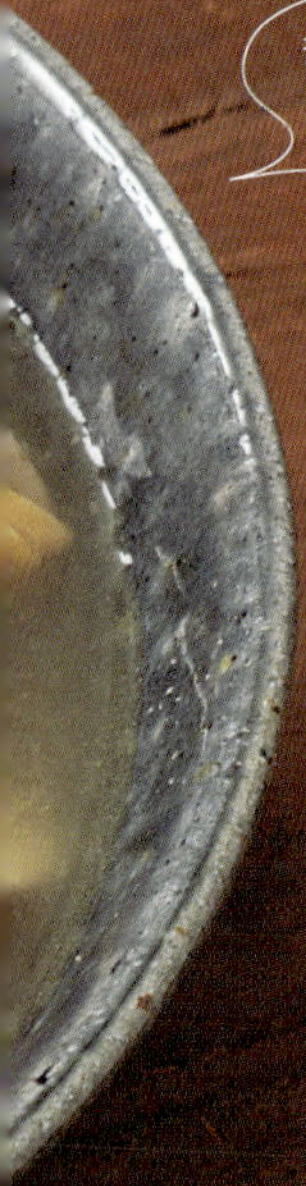

糖質 5.4g

カロリー 177kcal

低糖質の副菜をプラスしよう

ワンポイント！

鉄分はビタミンCと摂取

アサリなどの非ヘム鉄はビタミンCといっしょに摂取することで効率的に吸収できます。

作り方

① あさりは殻をよく洗う。厚揚げは横半分に切ってさらに薄切りにする。パプリカは乱切り、香菜は3cmに切る。

② 鍋に水、あさりを入れてふたをして火にかけ、あさりの口が開いたら厚揚げ、パプリカを加えて煮る。

③ みそを溶き入れ、ひと煮立ちさせて香菜を加える。

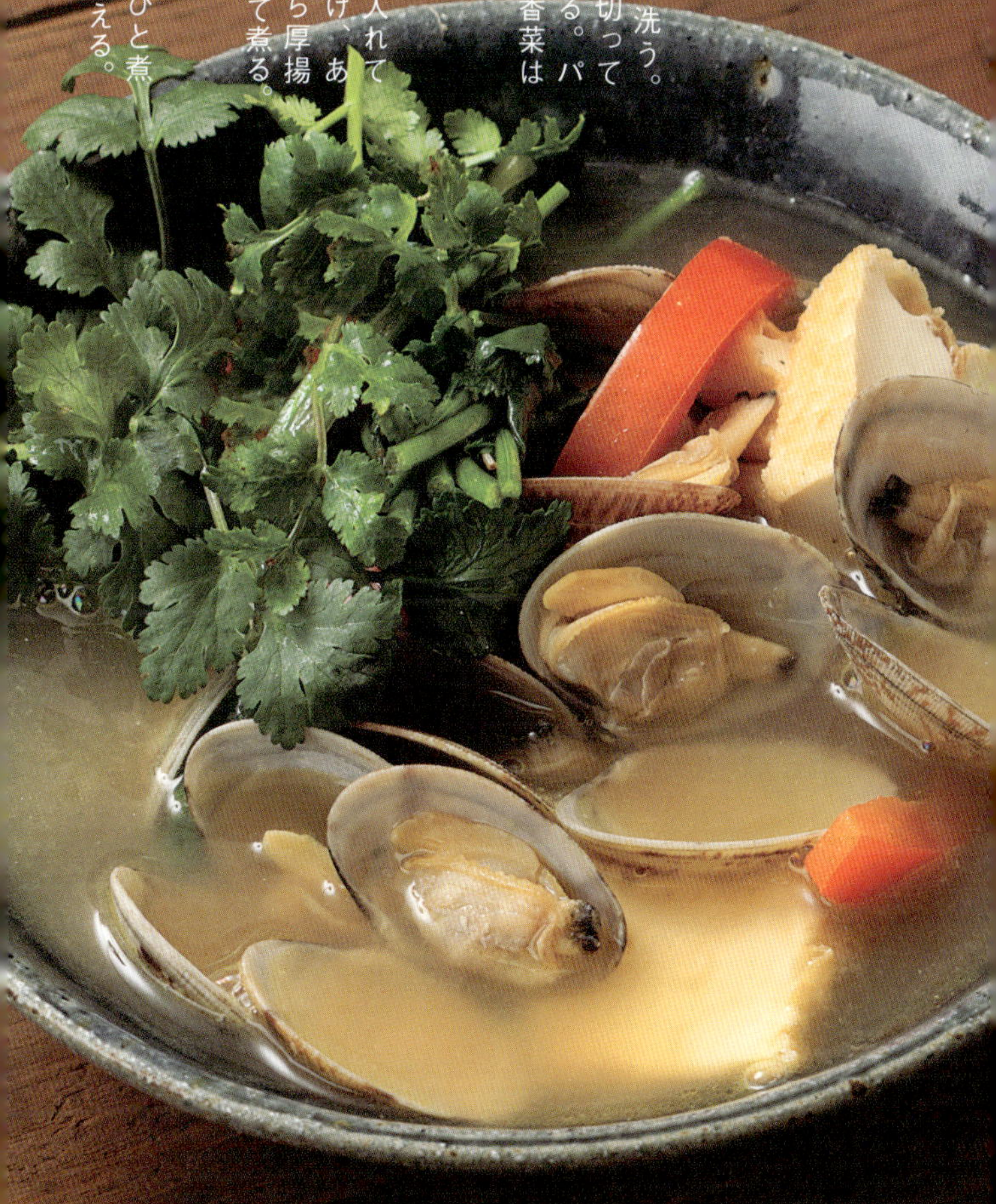

疲れ目に効く

にんじんとホタテのみそ汁

材料（2杯分）

にんじん……½本
ベビーホタテ……200g
パセリ……4枝
水……3カップ
魔法のみそ……大さじ2½
パルメザンチーズ……少々

作り方

① にんじんは皮をむいて千切りにし、パセリはざく切りにする。

② 鍋に水、にんじんを入れてふたをして火にかけ、沸騰したら弱火にして5分ほど煮る。

③ ホタテを加えて、みそを溶き入れて煮立て、仕上げにパセリ加える。器に盛り、チーズをふりかける。

ワンポイント！

目に有効な成分を摂取

別名「目のビタミン」と呼ばれるビタミンAが豊富に含まれているにんじん。さらにホタテに豊富に含まれるタウリンは目の疲れを緩和します。

チーズをふりかけて
洋風の味わいに

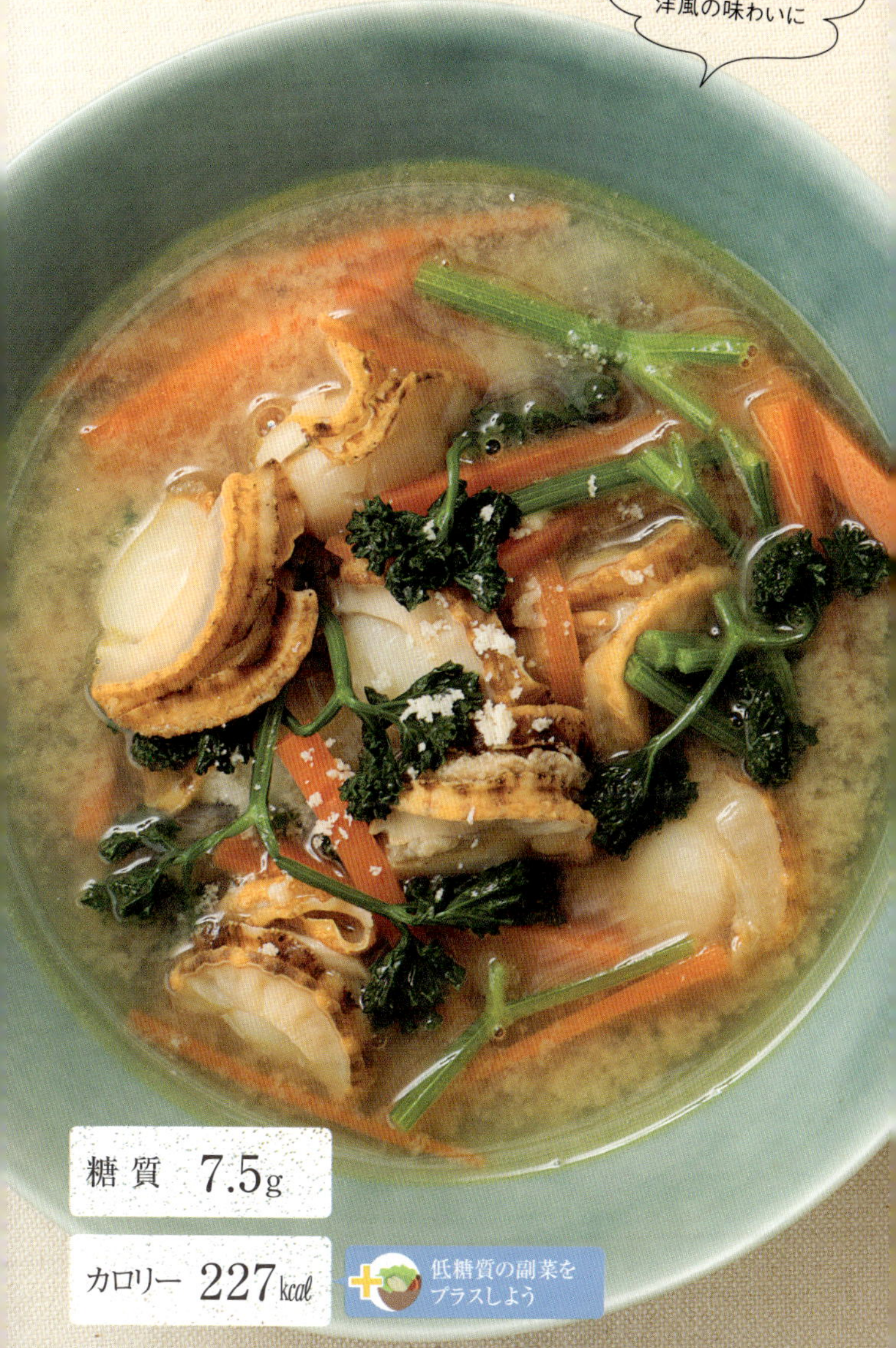

糖 質 7.5g

カロリー 227kcal

低糖質の副菜を
プラスしよう

疲れ目に効く

なすとニラ、豚肉のみそ汁

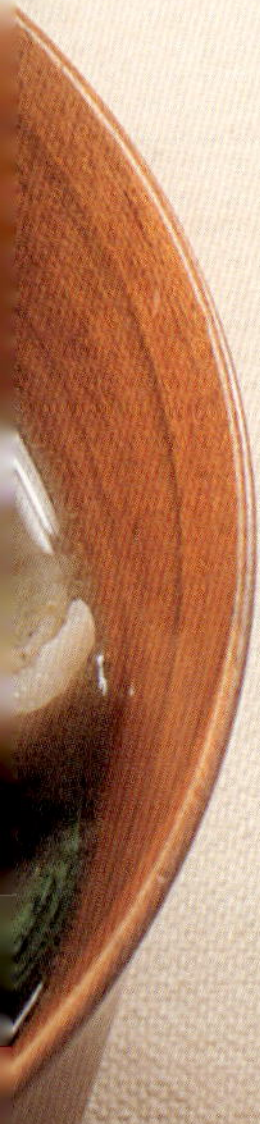

材料（2杯分）

なす……2個
ニラ……½束
豚バラ薄切り肉……100g
水……3カップ
魔法のみそ……大さじ2½

作り方

① なすはへたを切り、縦半分に切ってさらに斜め切りにする。ニラは3cm、豚肉は3～4cmに切る。

② 鍋に水を入れて煮立て、なす、豚肉を入れてふたをし、沸騰したら弱火で5分ほど煮る。

③ みそを溶き入れ、ニラを加えてひと煮立ちさせる。

ワンポイント！

有効成分をまんべんなく

なすに含まれているナスニンはアントシアニン系のポリフェノールで、疲れ目や眼精疲労に効果的といわれています。またニラのビタミンAで目の老化防止が期待できます。

スタミナ満点の
おかずみそ汁

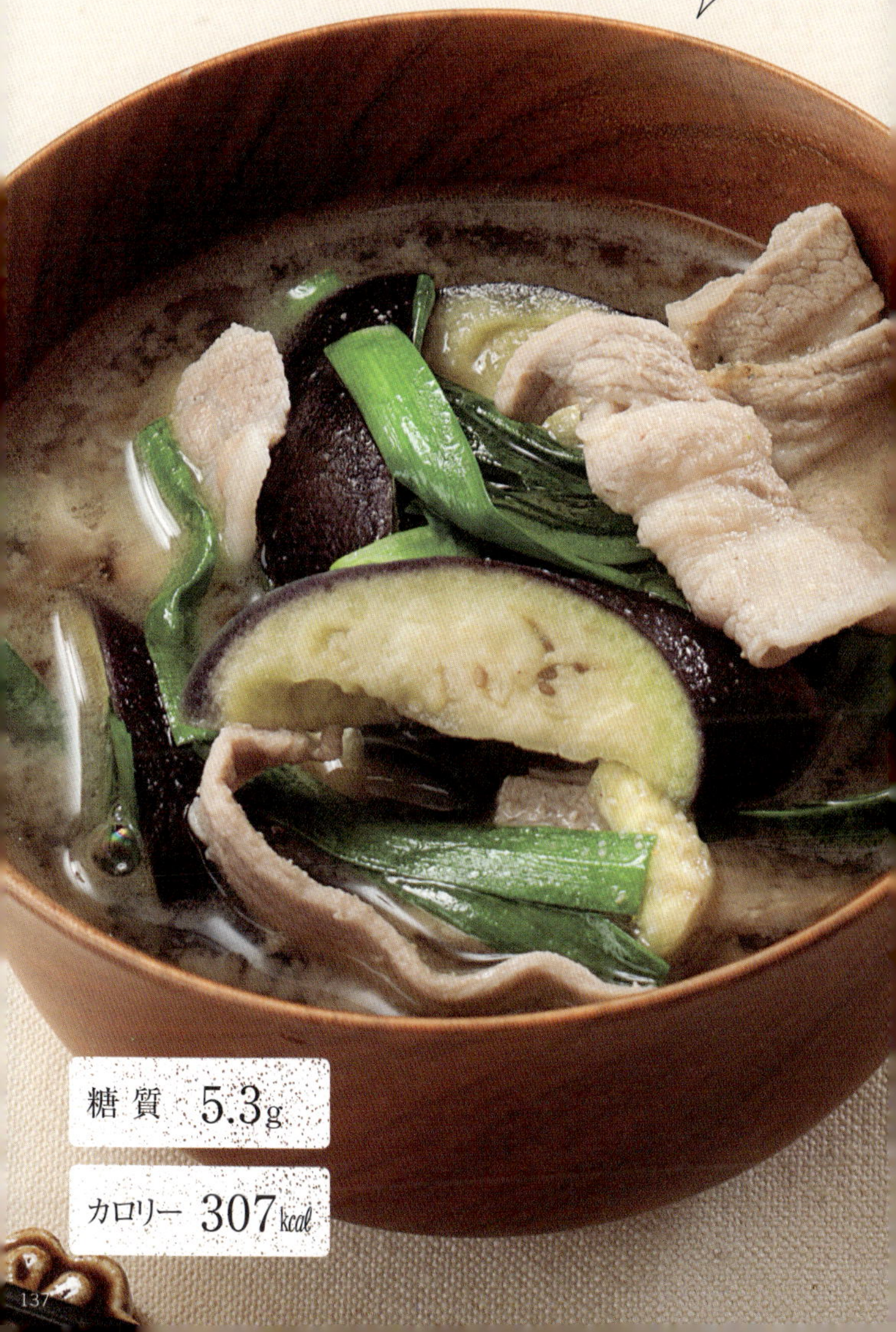

糖質 5.3g

カロリー 307kcal

骨密度アップ

桜えびとチンゲン菜、大豆のかきたまみそ汁

材料（2杯分）

桜えび……大さじ2
チンゲン菜……大1個
ゆで大豆……100g
水……3カップ
魔法のみそ……大さじ2 1/2
卵……2個

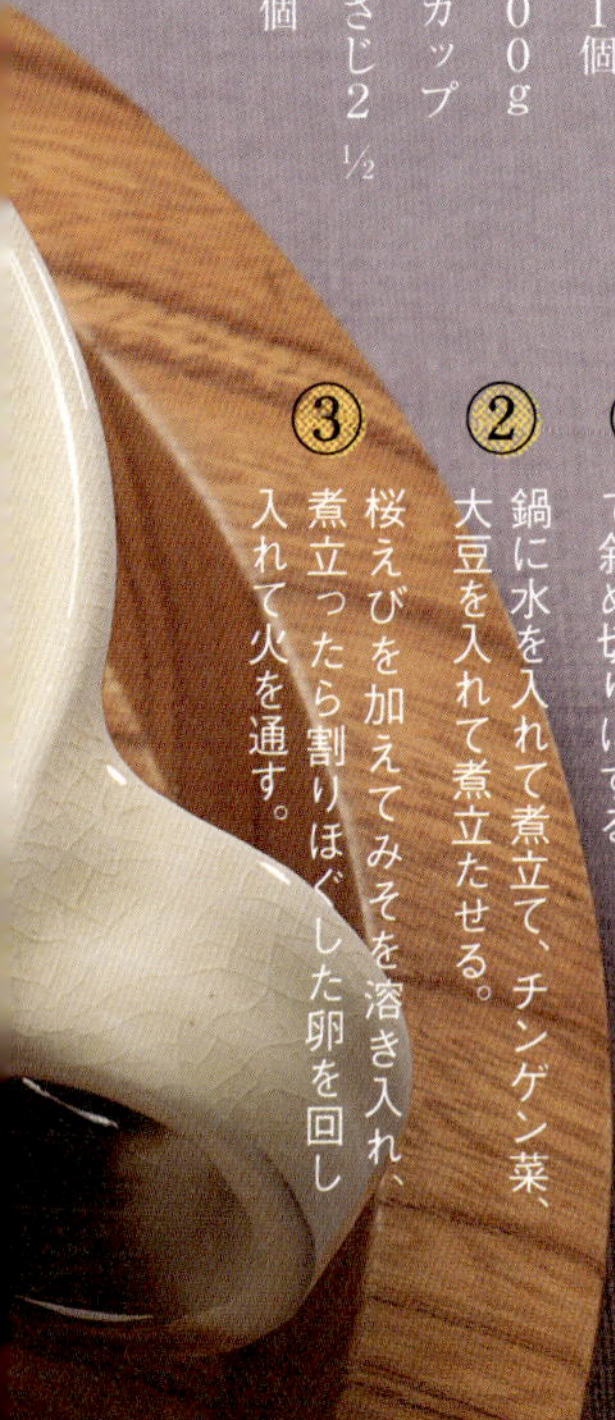

作り方

① チンゲン菜は葉を1枚ずつはずして斜め切りにする。

② 鍋に水を入れて煮立て、チンゲン菜、大豆を入れて煮立たせる。

③ 桜えびを加えてみそを溶き入れ、煮立ったら割りほぐした卵を回し入れて火を通す。

ワンポイント！

カルシウムで骨を強く

食生活の改善で骨密度の低下を予防できます。桜えびなどの小魚や、卵、大豆などには骨を強くするカルシウムが豊富に含まれています。

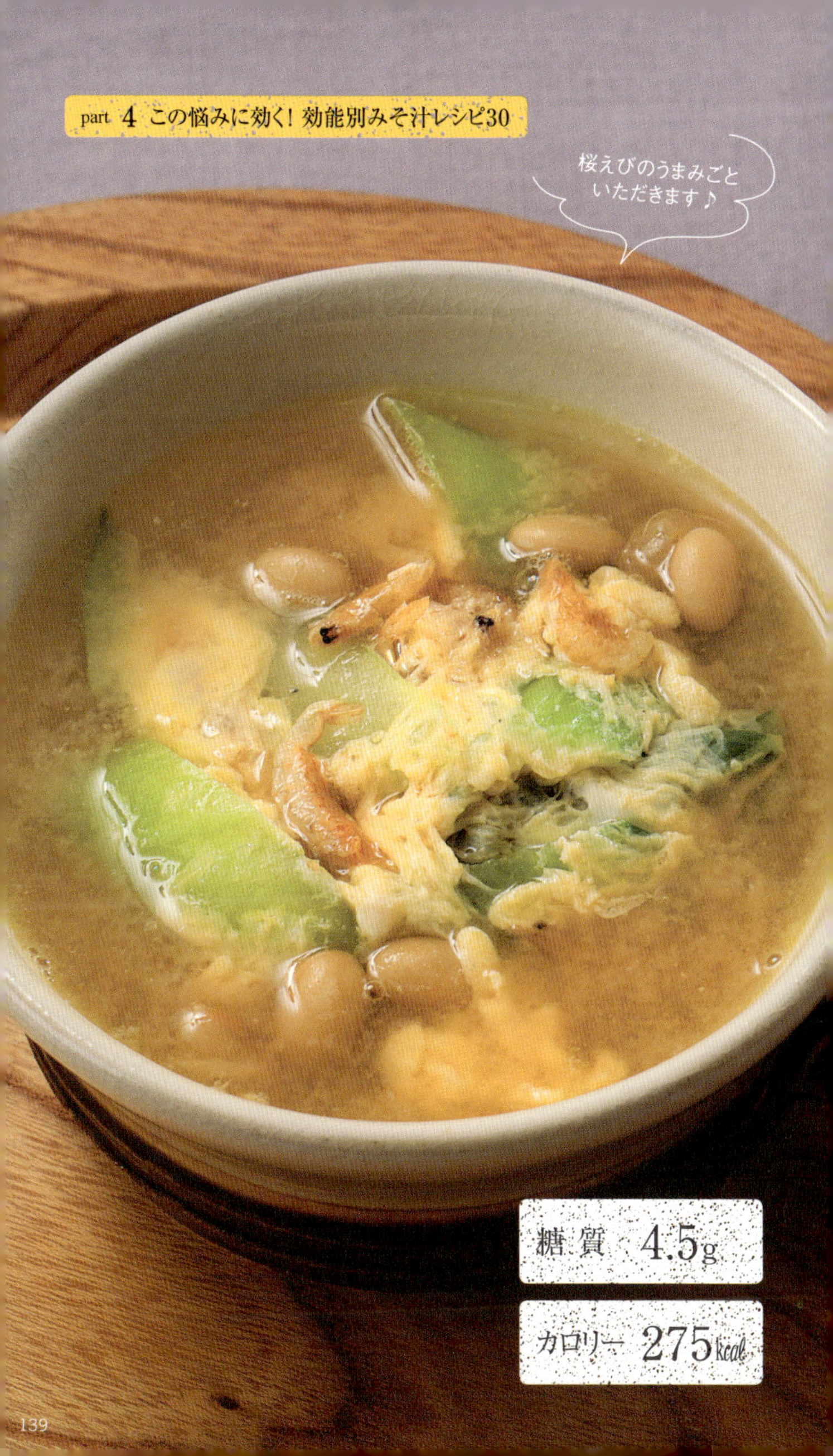

糖質 4.5g

カロリー 275kcal

骨密度アップ

さけと小松菜、モッツァレラチーズのみそ汁

材料（2杯分）

- 生さけ……2切れ
- 小松菜……150g
- モッツァレラチーズ……1個（100g）
- こしょう……少々
- 水……3カップ
- 魔法のみそ……大さじ2½
- 粗びき黒こしょう……少々

モッツァレラチーズがとろけてクリーミーなスープに

糖質	6.0g
カロリー	442kcal

ワンポイント！

ビタミンDといっしょに摂取

チーズと小松菜に豊富に含まれるカルシウムは、さけに含まれるビタミンDと一緒に食べることで、吸収率がアップします。

作り方

① さけはひと口大に切ってこしょうをふり、小松菜は3cmに切る。チーズはくし形切りにする。

② 鍋に水を入れて煮立て、さけ、小松菜を入れて7分ほど煮る。みそを溶き入れ、ひと煮立ちしたら火を止めてチーズを加える。

③ 器に盛り、粗びき黒こしょうをふる。

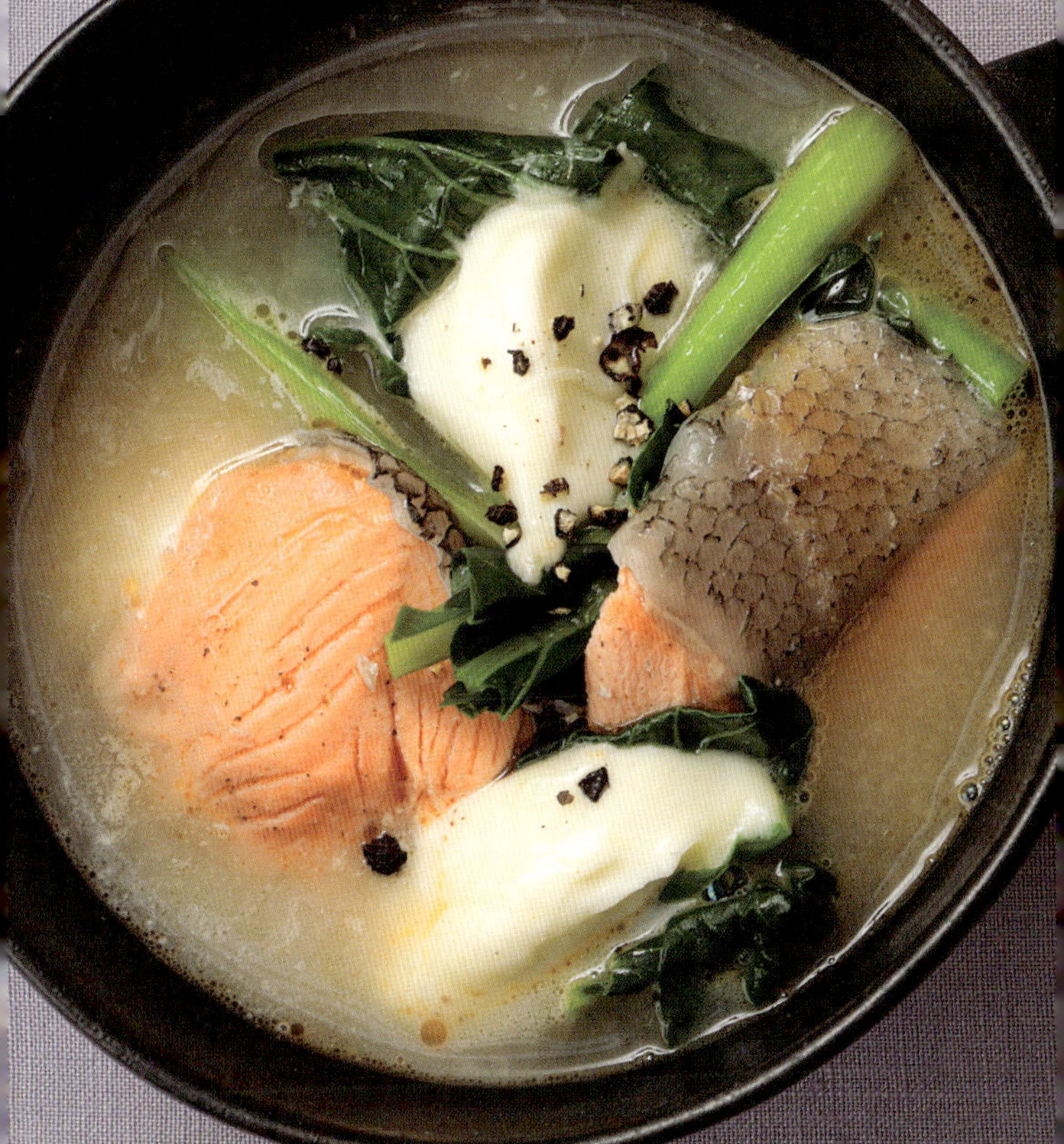

脳の働きをよくする

あじのお刺身みそ汁

材料（2杯分）

あじ（刺身用）……2人分
きゅうり……1本
ミニトマト……5個
冷水……2½カップ
魔法のみそ……大さじ2½
みょうが……1個
大葉……4枚

冷や汁のように
サラサラいただけます

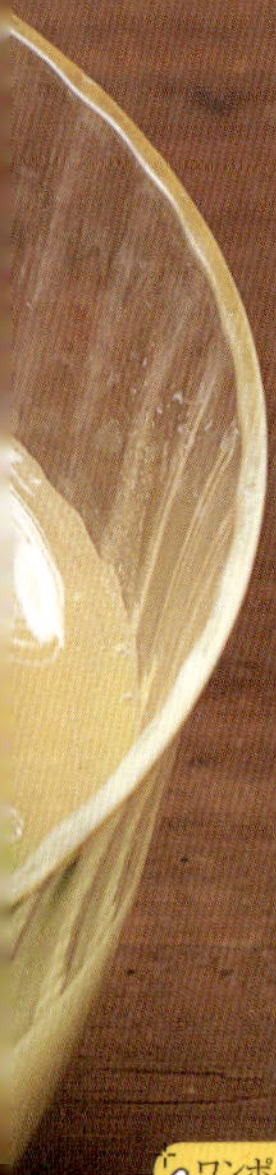

糖質 6.4g

カロリー 232kcal

低糖質の副菜を
プラスしよう

ワンポイント！

DHA・EPAが脳を活性化

あじなどの青魚に含まれる不飽和脂肪酸は脳の働きをよくするといわれています。酸化しやすいため、抗酸化作用のある緑黄色野菜といっしょに食べると◎。

作り方

① あじはサクの場合は薄切りにする。きゅうり、トマトは輪切りにする。みょうがは薄い輪切り、大葉は千切りにする。

② 冷水とみそを混ぜ合わせ、あじ、きゅうり、トマトを混ぜて器に盛る。みょうが、大葉を添える。

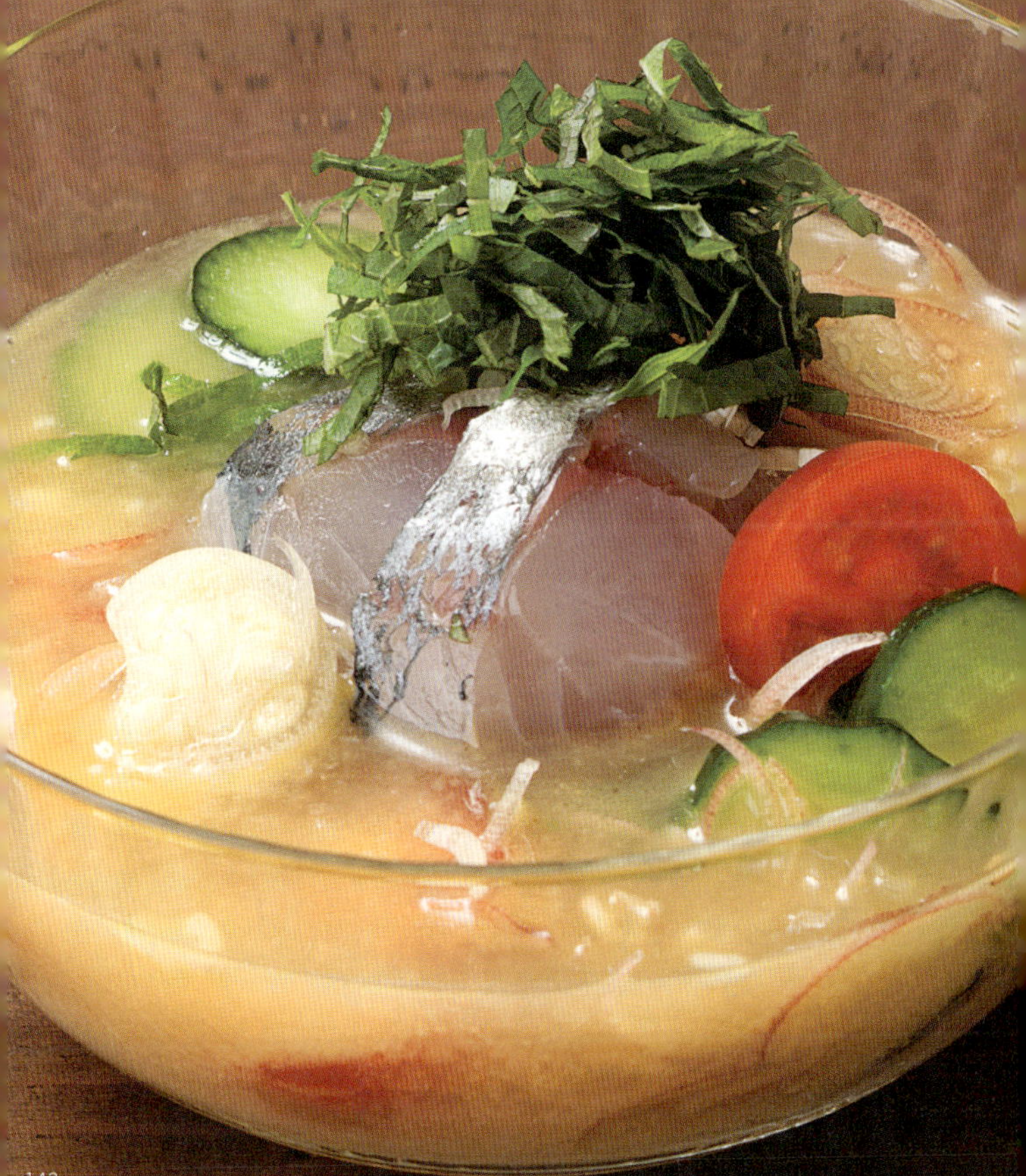

脳の働きをよくする

サバ缶とブロッコリーのにんにく風味みそ汁

材料（2杯分）

- サバ水煮缶……1缶（150g）
- ブロッコリー……100g
- 玉ねぎ……½個
- 水……3カップ
- にんにく……½かけ
- 魔法のみそ……大さじ2½

にんにくをプラスして
食べ応えのあるみそ汁に

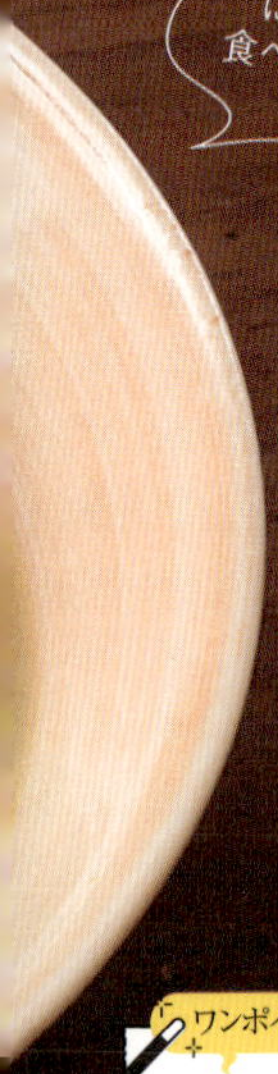

糖質 7.5g

カロリー 270kcal

ワンポイント!

脳の健康を維持する食材

「青魚の王様」と呼ばれるほど栄養豊富で、脳を活性化する働きがあるさば。また、抗酸化作用のあるブロッコリーが、脳の健康を維持する役割をしてくれます。

作り方

① にんにくは薄切り、玉ねぎは太めの千切りにする。ブロッコリーは小房に分ける。

② 鍋に水、玉ねぎ、にんにくを入れてふたをして、柔らかくなるまで煮る。

③ ブロッコリー、サバを缶汁ごと加え、みそを溶き入れてひと煮立ちさせる。

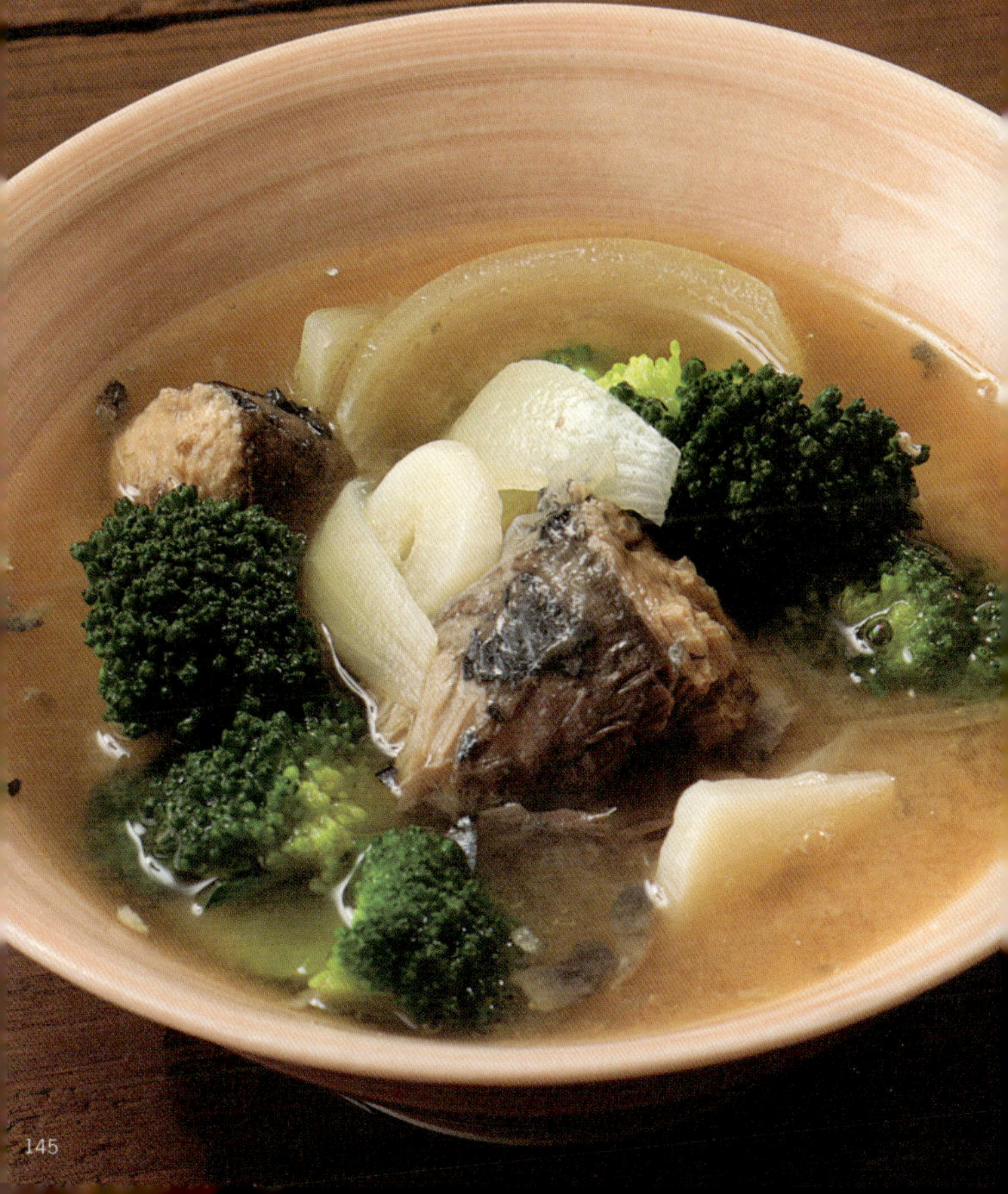

コラム

みそ汁に使うみその種類

みそ汁に使うみそは基本的には普段、自宅で使っている慣れ親しんだみそで問題ありません。みその種類はそれぞれ原材料（米、麦、豆）による分類、色（赤、淡色系、白）による分類、味（甘、甘口、辛口）による分類ができます。糖質の観点からみそを見ていくと、八丁みそで代表される豆みそが糖質量が低く、糖質制限にはおすすめです。一方、甘みのある白みそは糖質量が多いため、あまりおすすめはしていません。ただ、ダイエットは続けることが大切。糖質量を気にするあまり好みでないみそを使い続けるよりも、自分がおいしいと毎日続けられるみそを選ぶようにしましょう。

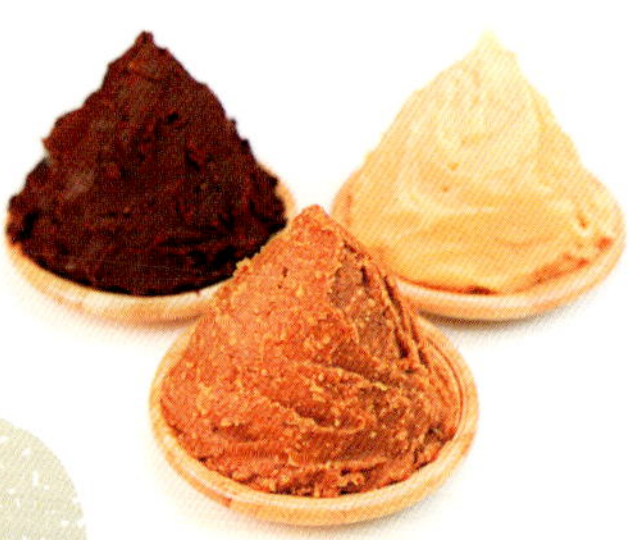

part 5

あわせて食べたい究極のサラダ

魔法のみそ汁にプラスするなら、食物繊維たっぷりのサラダ。糖質が多く含まれがちなドレッシングは、手作りにすると安心です。

サラダをプラス

1

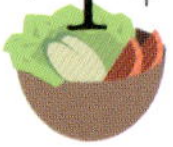

究極のドレッシングでサラダをプラス

順調に糖質オフを続けていると、体質が変わってそれほど糖質を食べたいとは思わなくなります。とはいっても、毎晩みそ汁だけでは飽きてくることがあります。栄養的には十分でも、物足りなさを感じてしまうなら、視覚的に食卓をにぎやかにするのもひとつの手。手軽にもう一品追加できるように、アマニ油をベースとした糖質オフのドレッシングをご紹介しましょう。市販のドレッシングやソースには、意外に糖質の多いものもあるので表示のチェックが欠かせませんが、手作りなら油の鮮度もよく安心です。α－リノレン酸が豊富なアマニ油は、体内でDHAに変わるので、学習能力の向上や認知症の予防効果があります。血中脂肪やコレステロール値を下げ、血行を促進し、腸内環境を整える効果も期待できます。

　また、サラダは生野菜や海藻をたくさんとれるし、みそ汁との食感の違いも満足感を高めてくれます。糖質オフ食材の肉や魚、卵、乳製品とも組み合わせやすくバリエーションは無限です。

《 サラダのドレッシングに注意 》

市販のドレッシングは NG

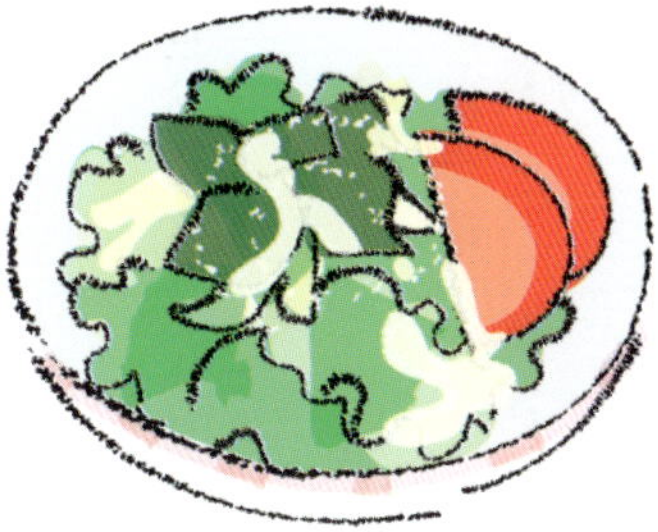

サラダにかけるなら…

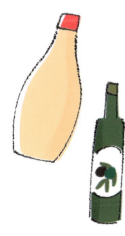

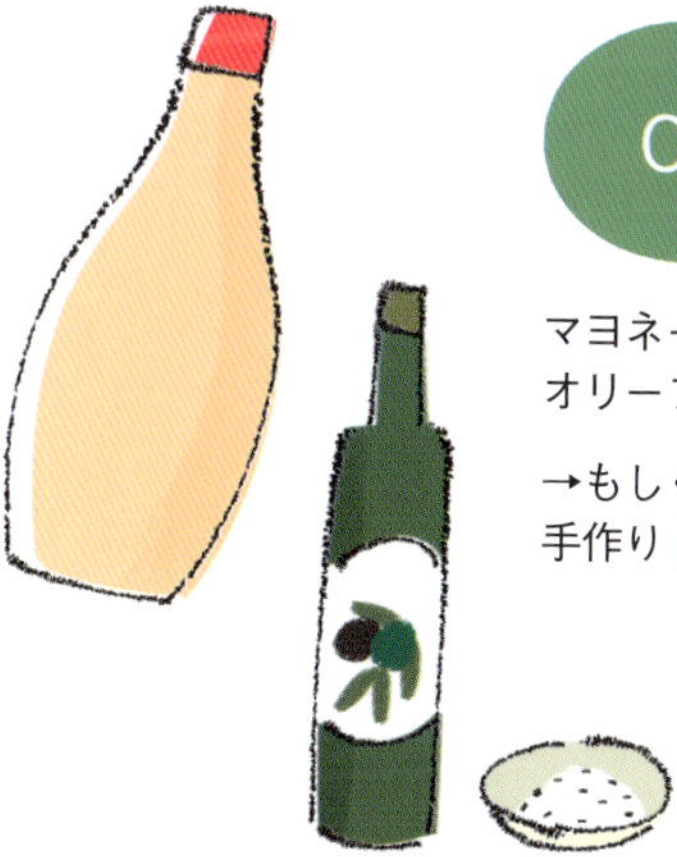

OK

マヨネーズ
オリーブオイル+塩

→もしくはP.152〜紹介する
手作りドレッシングがおすすめ

サラダをプラス

2

食物繊維をたっぷりとろう

便秘の原因は食生活だけではなく、運動不足や筋肉の衰え、ストレスによる自律神経の乱れなどさまざまですが、なかには糖質オフをはじめて便秘がちになったという人もいます。糖質を控えると、食事の総量や食物繊維の摂取量が減ることがあるからです。

たとえば、かぼちゃ、ごぼう、れんこん、トウモロコシ、いも類などは食物繊維が豊富ですが、糖質も多い食材です。主にこれらの食材から食物繊維をとっていた人がスーパー糖質オフにトライする場合は、便秘を予防する工夫が必要です。

積極的にとりたいのは、葉物野菜やきのこ類、アボカド、こんにゃく、海藻など。なかでも、きのこ類に豊富な不溶性食物繊維は、便のかさを増やし、海藻に多い水溶性食物繊維は、便の通りをよくしてくれます。また、納豆やチーズなど発酵食品には、腸内環境を整える働きがあります。これらをサラダで追加しましょう。糖質オフを続けていると、便秘しにくくなります。

みそ汁にサラダをプラス

見た目にも
ボリューム感が
出て満足
しやすい!

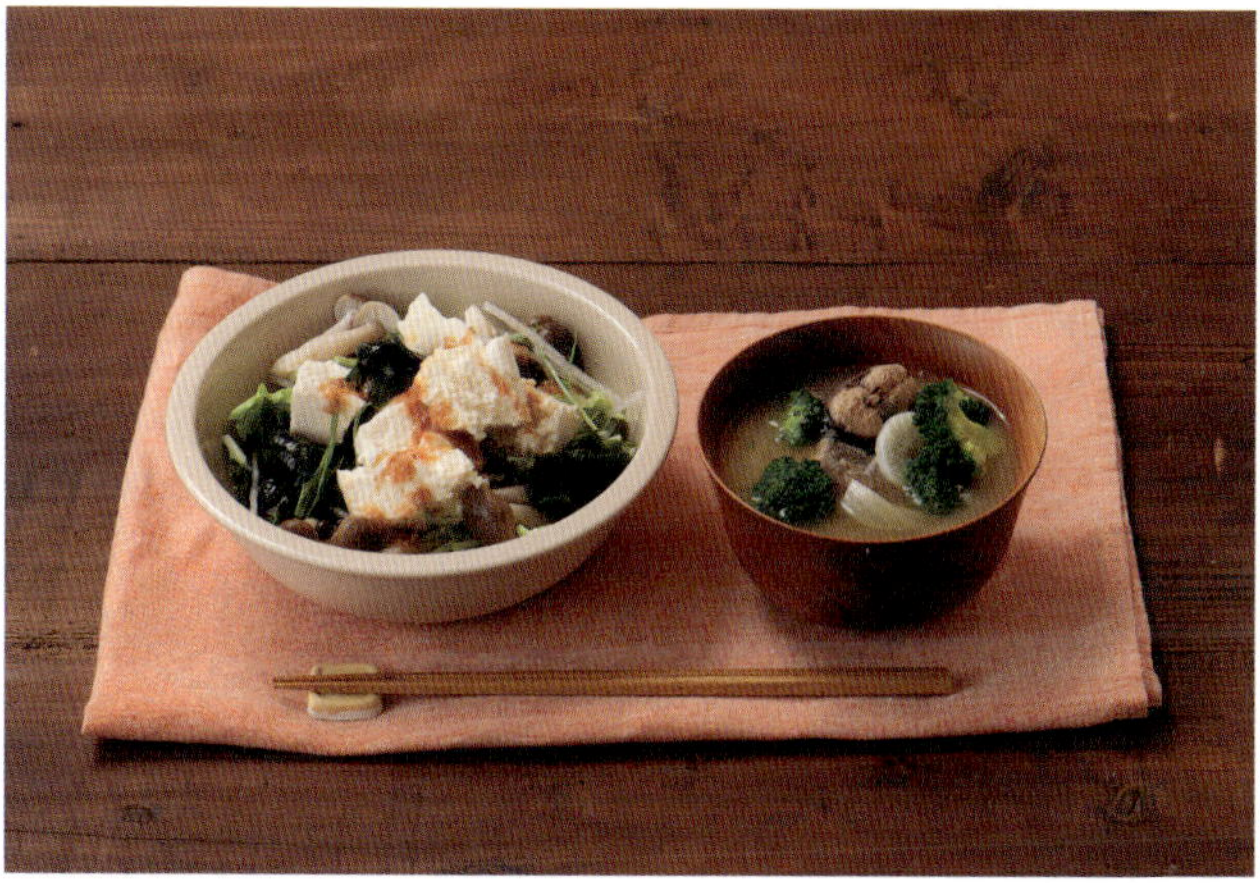

魔法のみそ汁に究極のドレッシングで作る
サラダをプラスすれば最強の糖質オフに！

梅おかかドレッシング

材料（作りやすい分量）

- 梅干し……2個
- かつおぶし……½袋（2g）
- だし汁……¼カップ
- 酢……大さじ1
- しょうゆ……小さじ1
- 塩……少々
- えごま油（またはアマニ油）……¼カップ

作り方

梅干しは細かくたたき、だし汁、酢、しょうゆ、塩と混ぜる。えごま油、おかかを加えて混ぜ合わせる。

大根や
海藻サラダにあう
ドレッシング

ワンポイント！

ドレッシングの油に注目

えごま油やアマニ油はαリノレン酸を多く含み、血中LDLコレステロール値や中性脂肪を下げて血中HDLコレステロール値を上げる働きがあります。

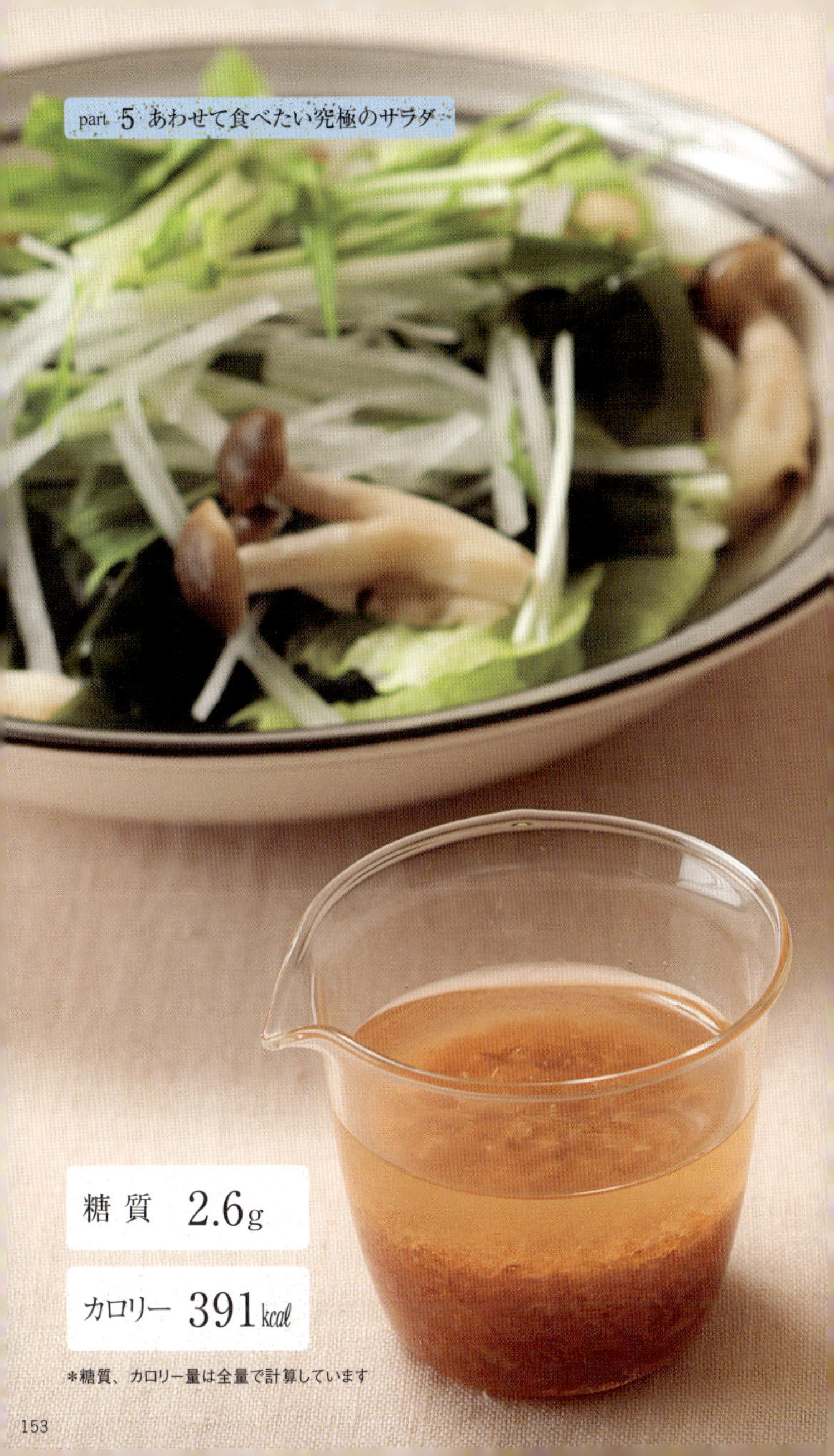

糖質　2.6g

カロリー　391kcal

＊糖質、カロリー量は全量で計算しています

ドレッシングレシピ

ガーリックバジルオイルソース

材料（作りやすい分量）

にんにく……1/4かけ
バジルの葉……大10枚
アンチョビ……1枚
塩……小さじ1/4
こしょう……少々
えごま油（またはオリーブオイル）……1/2カップ
パルメザンチーズ……大さじ1

作り方

にんにく、アンチョビ、バジルの葉はみじん切りにして、塩、こしょう、えごま油、チーズと混ぜ合わせる。

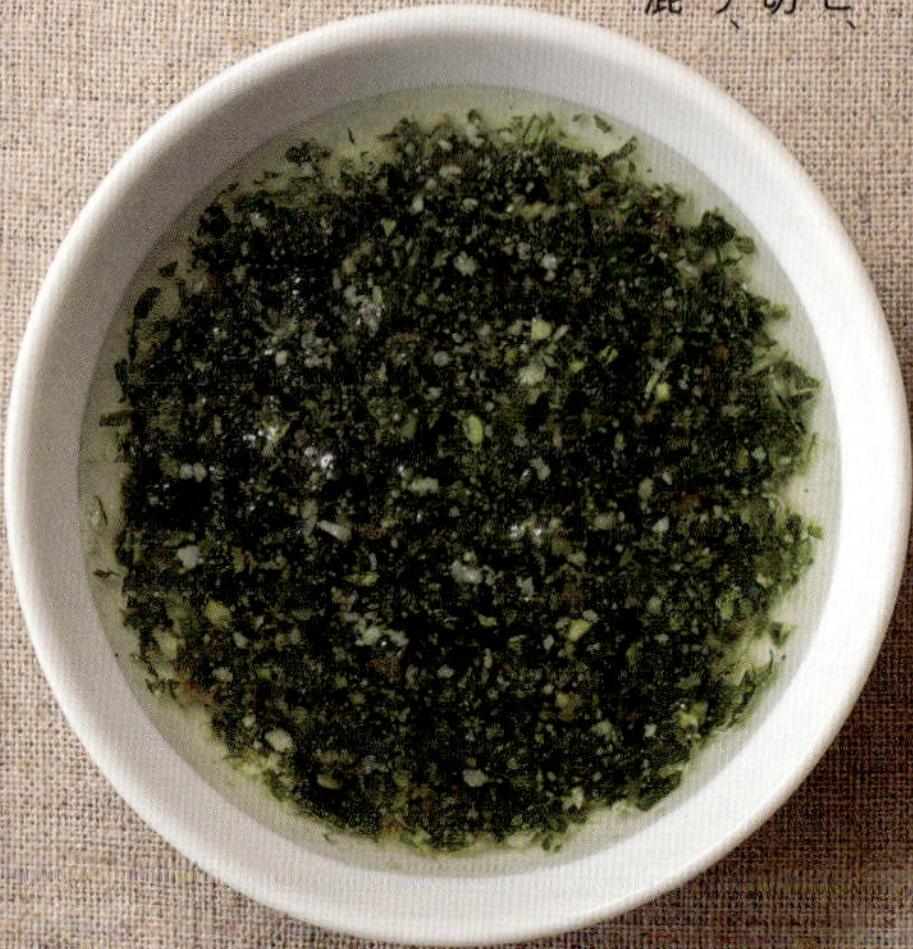

糖質　0.7g

カロリー　778kcal

※糖質、カロリー量は全量で計算しています

ドレッシングレシピ

中華ドレッシング

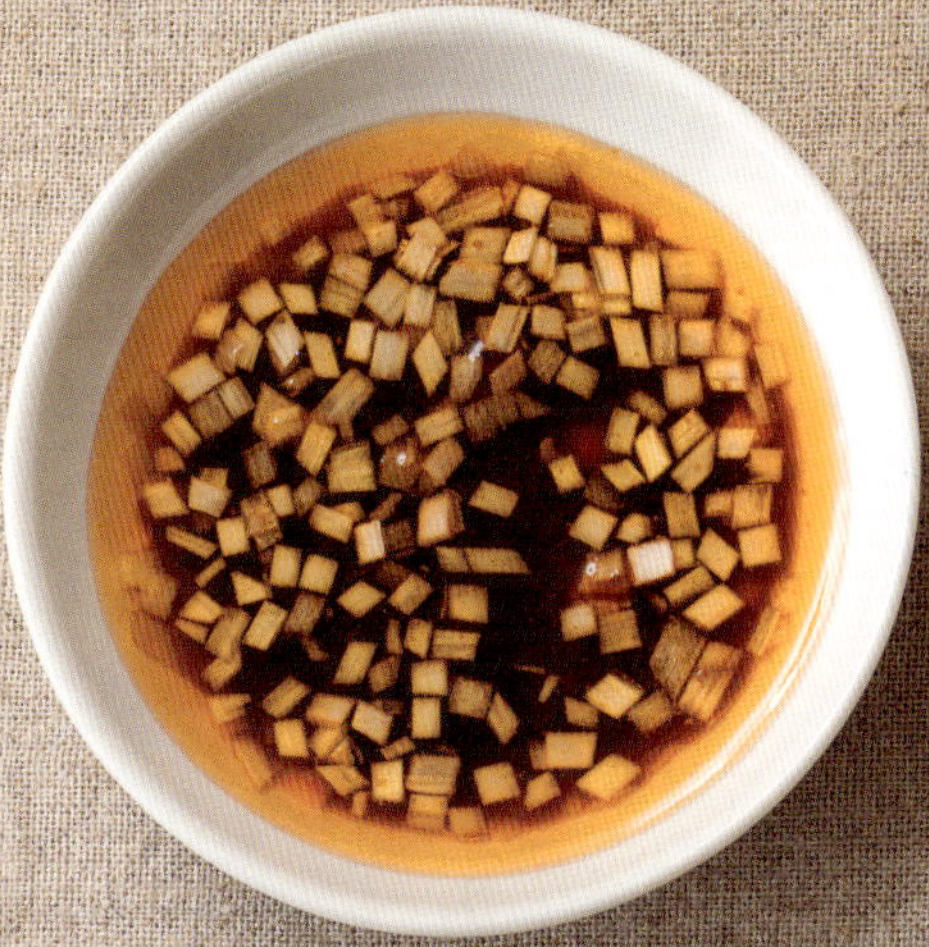

材料（作りやすい分量）

しょうゆ……大さじ3
酢……大さじ2
ねぎ……4cm
にんにく……薄切り1枚
豆板醤……小さじ1
えごま油（またはアマニ油）……1/4カップ
ごま油……小さじ1

作り方

ねぎ、にんにくはみじん切りにする。ボウルにしょうゆ、酢、豆板醤を入れて混ぜ、えごま油、ごま油、にんにく、ねぎ加えて混ぜ合わせる。

糖質 8.6g

カロリー 466kcal

*糖質、カロリー量は全量で計算しています

ダイエットみそ汁

Q&A

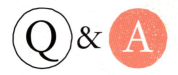

みそ汁やダイエットに関する
さまざまな疑問を
Q&A方式で紹介します。

Q1 毎日みそ汁を飲んで塩分のとりすぎにならない?

A **毎日飲んでも大丈夫です。**

お湯で溶いて飲むみそ汁では、一度に大量のみそを摂取するわけではありません。また、今回紹介するみそ汁は具だくさんでスープの量が少なくなるため、極端に飲みすぎなければ問題ありません。気になる方はP.58～59の魔法のみその1回分（2杯分）の塩分量を目安に加減してください。また、病院に通っている方はかかりつけの医師に相談してからはじめましょう。

Q2 基本のみその一番よい保存方法は?

A **冷凍がおすすめです。**

みそは塩分量が多いため、冷凍しても凍らないのが特徴です。また、基本のみそはだしや油が入っているため、普通のみそよりも傷みやすくなっています。ひとり暮らしの方やみその消費がゆっくりな家庭では保存容器に移して冷凍保存し、使うときだけ取り出してスープンなどですくって使うとよいでしょう。

Q3 やせないのですが……

A BMIが20くらいの人には逆効果!

BMIとは肥満度を表す体格指数のことで、日本人はBMI指数が20以上25未満の範囲内が適正とされています。糖質制限では、肥満の人は体重が減少し、やせている人は体重が増加して適正なBMIになっていくことが多いです。すでに最適なBMIをキープしている状態なので、体重は減りませんが、糖質オフのさまざまな健康美容効果が実感できるはずです。

Q4 太っているはずなのにやせないです

A やせにくい体質の人もいます。

日本人にはかなりの割合で、基礎代謝を低くする遺伝子「倹約遺伝子」を持つ人がいるという仮説があります。そういった人は糖質制限食をはじめても他の人よりも体重が減りにくいです。もし、スーパー糖質オフを2週間続けても体重の減少が見られない場合は、食べる量を200kcalほど減らしましょう。しかし基礎代謝が普通の人がするとやせすぎて危険なのでしないでください。

Q5 リバウンドしないの?

A 以前と同じ糖質量をとったら戻りますが、倍増はしません。

糖質オフはカロリー制限の時のように基礎代謝が下がることはありません。そのため、元の食事に戻したとしても急激に太りやすくなるということはありません。糖質オフで目標体重までやせたら、ペースを落としてキープするのがおすすめです。

Q6 脳の働きが鈍くなるのでは?

A 血糖値は正常に保てるので脳の働きは低下しません。

頭が働かなくてぼーっとしたり集中力が低下するといった症状は、低血糖により起こることが多いです。しかし、糖質オフを実践していても、血糖が下がり過ぎる前に肝臓でアミノ酸や乳酸からブドウ糖をつくるため、高血糖の人の血糖値を正常に戻す効果はあっても、低血糖になるということはありません。また、脳はブドウ糖だけでなくケトン体も使うので、頭の働きが鈍ることもありません。

Q7 糖質はなければないほどいいのですか?

A 野菜のなかには糖質が必ず含まれます。

ビタミンCは体内で作り出すことができないため、人間の体に必須の栄養素です。これを補うために野菜か果物を食べる必要があります。ただ、果物は糖質量が多いので、なるべくゴーヤやピーマンなどからビタミンCを補いましょう。それらの野菜には少々の糖質が含まれるので、完全に糖質0ということにはなりません。

Q8 運動は0でもいい?

A ダイエットのために始める必要はありません。

運動による減量効果は、カロリーを消費するというよりも、血中の肥満ホルモンを減らすメリットが大きいのです。糖質オフには同様の効果があるため、ダイエットのために新しく運動をスタートする必要はありません。ただし、普段から運動をしていたり、家事などで動き回っていたりする人は、今まで通りの運動量をキープしてください。

Q9 糖質を抜くとストレスがたまって逆効果では?

A 糖質に依存している方が危険です。

基本的に、肉や魚をお腹いっぱい食べられ、アルコールも楽しめる糖質オフはカロリー制限などに比べ、ストレスが溜まりづらいです。とはいっても厳格な糖質制限がストレスになることもあります。そういった人は、炭水化物(糖質)依存症かもしれません。急にハードな糖質オフをしてイライラするという人は、徐々に糖質の少ない生活に慣れていくのがおすすめです。

Q10 食事の栄養バランスは大丈夫?

A 問題ありません。

厚生労働省と農林水産省が合同で策定した「食事バランスガイド」は、総摂取カロリーの50～60%が糖質となっています。ただ、これはバランスのよい食事を科学的に究明したものではなく、日本人の平均的な食事を調査して作成したものなので根拠はなく、健康的な食事という意味ではバランスが悪いのです。夜は具だくさんで栄養がたくさんとれるみそ汁、朝昼は糖質のある食品を控えればお腹いっぱいに食べられるので、普通のカロリー制限ダイエットをするよりも栄養のバランスがとりやすいと考えられます。

監修　江部《えべ》 康二《こうじ》

医師、一般財団法人高雄病院理事長。京都・高雄病院での臨床活動により、ダイエットや糖尿病改善に画期的な効果のある「糖質制限食」という体系を確立。自身で実践した結果、半年で-10kgの減量に成功したほか、糖尿病も見事克服し、糖質制限食の効果を実証した。ブログ『ドクター江部の糖尿病徒然日記』は日に数千件のアクセスがあり、糖尿病の方やそのご家族から寄せられた質問への回答や、糖尿病・糖質制限食に関する情報の発信をしている。

料理　岩崎《いわさき》 啓子《けいこ》

料理研究家、管理栄養士。料理研究家のアシスタント、保健所での栄養指導などを経て、料理研究家として独立する。書籍や雑誌、メニュー開発などで、栄養バランスを考えた、やさしく飽きのこない味で、簡単に作れる毎日の家庭料理を多数提案している。著書は『毎日の栄養がしっかりとれる健康ごはん献立』（学研プラス）、『100歳まで元気! おいしく健康300レシピ』（主婦の友社）など多数。

BOOK STAFF

撮影	金子怜史
スタイリング	伊藤みき（tricko）
撮影協力	UTUWA
イラスト	nicospyder
装丁・デザイン	大下哲郎、丸岡葉月、堀田優紀（I' ll products）
執筆協力	松本美和
編集	今井綾子（オフィスアビ）

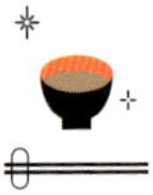

魔法《まほう》のダイエットみそ汁《しる》

2019年3月10日　第1刷発行

監修者	江部康二《えべこうじ》
料　理	岩崎啓子《いわさきけいこ》
発行者	中村 誠
印刷・製本所	株式会社光邦
発行所	株式会社日本文芸社 〒101-8407 東京都千代田区神田神保町1-7 編集　03-3294-8920 営業　03-3294-8931
URL	https://www.nihonbungeisha.co.jp/

Printed in Japan　112190227-112190227Ⓝ01　(230044)
ISBN 978-4-537-21664-6

編集担当：上原